Die kleine Apotheke
FÜR
Leib & Seele

Pfarrer
Sebastian Kneipp

Die kleine Apotheke
für
Leib & Seele

benno

Bibliografische Information der Deutschen Nationalbibliothek
Die Deutsche Nationalbibliothek verzeichnet diese Publikation
in der Deutschen Nationalbibliografie; detaillierte bibliografische
Daten sind im Internet über http://dnb.d-nb.de abrufbar.

Besuchen Sie uns im Internet:
www.st-benno.de

Gern informieren wir Sie unverbindlich und aktuell auch in unserem
Newsletter zum Verlagsprogramm, zu Neuerscheinungen und Aktionen.
Einfach anmelden unter www.st-benno.de.

ISBN 978-3-7462-5871-3

© St. Benno Verlag GmbH, Leipzig
Zusammenstellung: Volker Bauch, Gößnitz
Satz und Gestaltung: Sabine Ufer, Leipzig
Umschlaggestaltung: Rungwerth Design, Düsseldorf
Gesamtherstellung: Ufer Verlagsherstellung, Leipzig (A)

Inhalt

Das Geschenk der Schöpfung 7

Wasser – mein Element 19

Kleine Lebensweisheiten 31

Leib & Seele 51

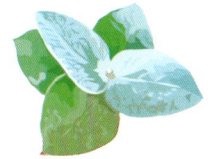

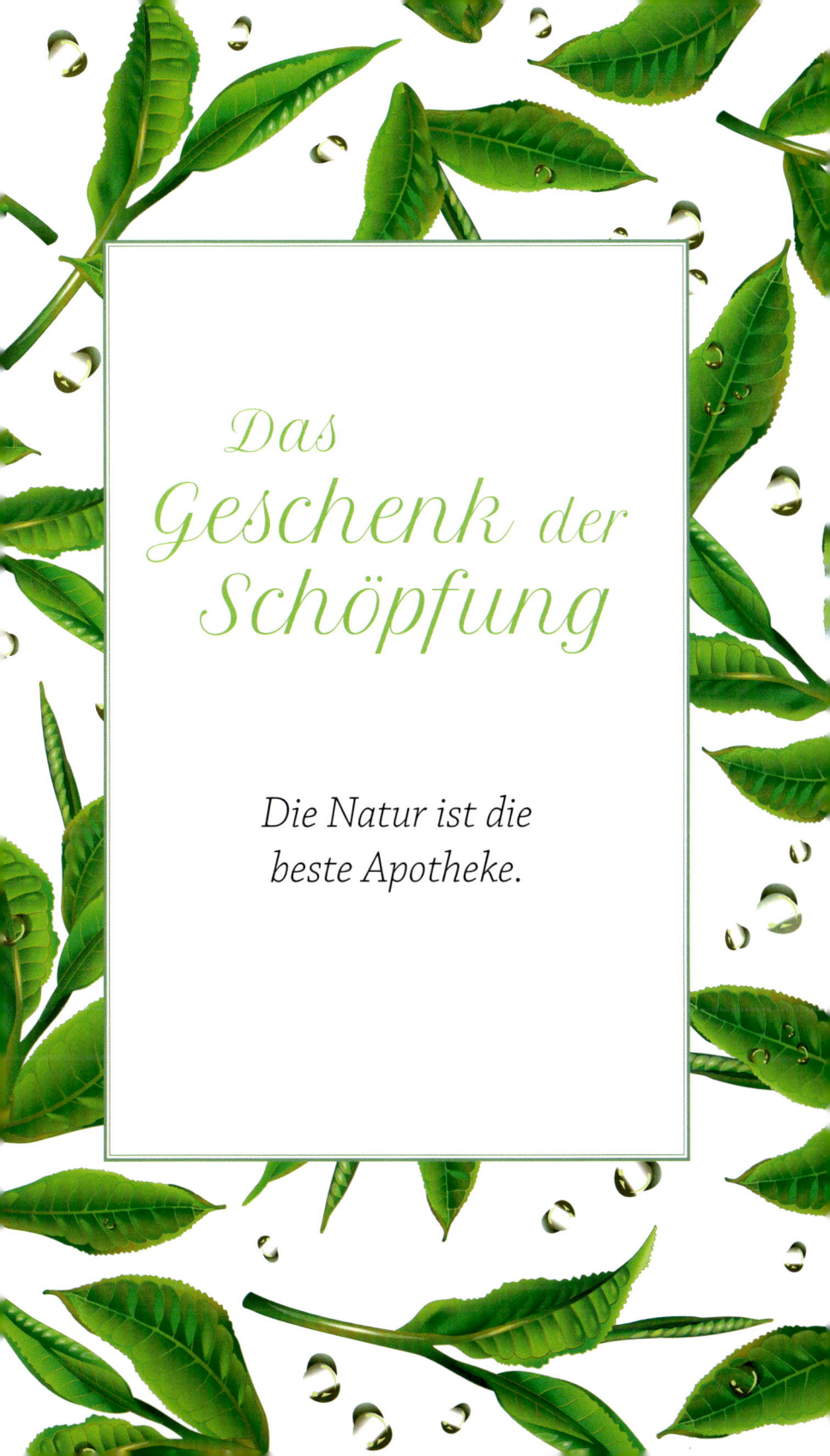

Das Geschenk der Schöpfung

Die Natur ist die beste Apotheke.

Kaum ein Vogel singt am Abend; was singen kann, beginnt am Morgen seinen Gesang. Wenn nun das Licht eine solche Macht auf die anderen erschaffenen Wesen ausübt, warum sollte es nicht auch besondere Einwirkung auf den menschlichen Körper und Geist haben?

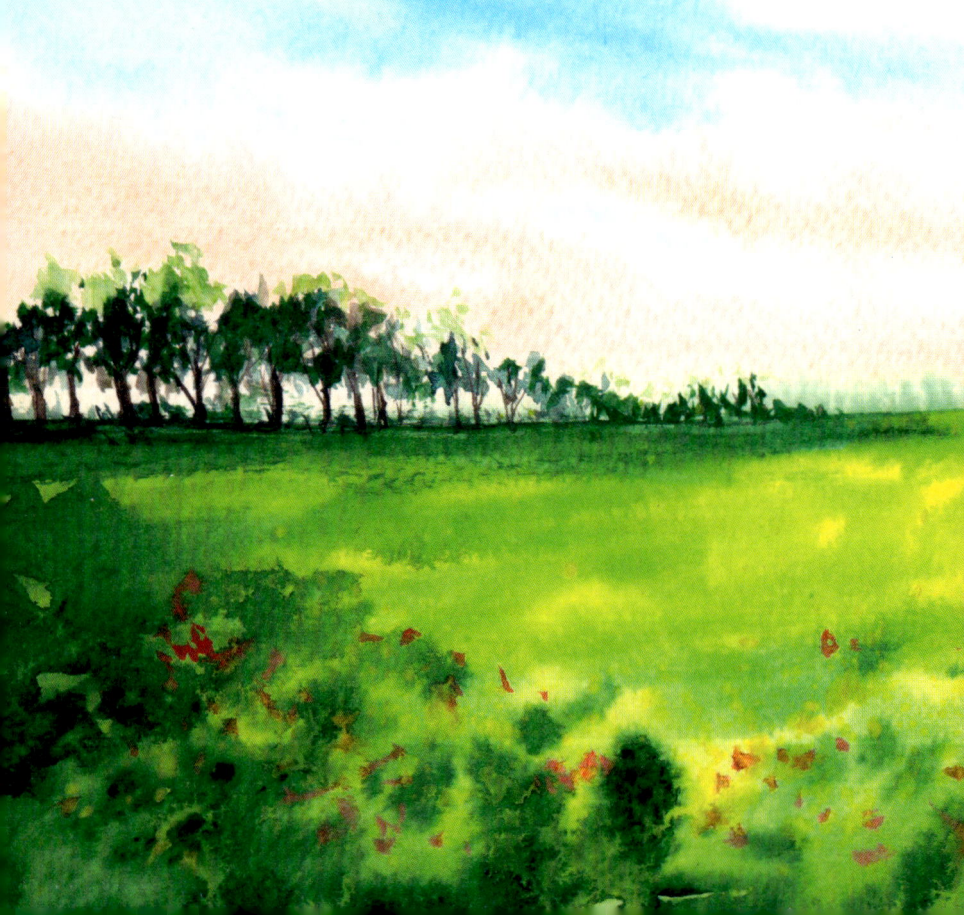

Von der Erde allein kann die Pflanze nicht leben, durchs Wasser werden die Nährstoffe in der Erde für die Pflanze brauchbar gemacht. Somit ist Gott, der allmächtige Schöpfer, auch der größte Küchenmeister zum Zweck der Erhaltung. Oh, wie bewunderungswürdig bereitet er durch seine Elemente allem, was da lebt, das »tägliche Brot«.

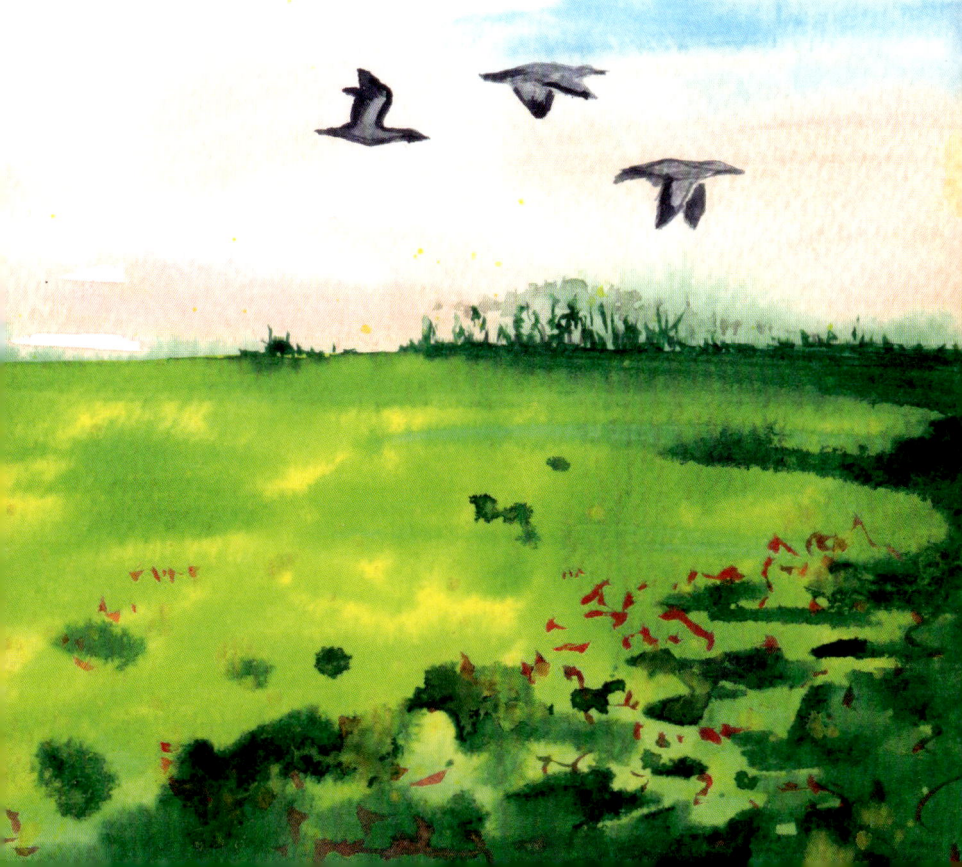

*Ja, der liebe Gott hat so weise
 in seiner Schöpfung gesorgt,
dass nicht ein Kräutlein
          ohne Nutzen ist.*

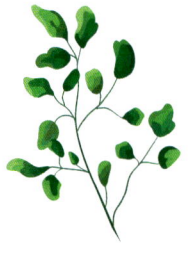

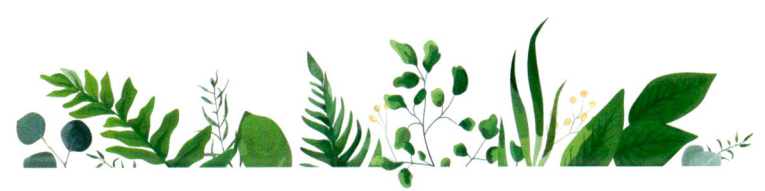

Der menschliche Körper
ist eines der wunderbarsten
Gebilde aus der
Schöpferhand Gottes.

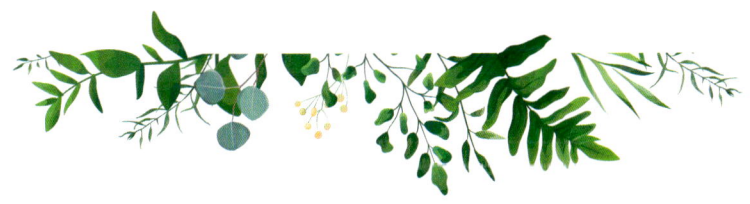

Nichts der Natur abzwingen wollen, sondern ihr an die Hand gehen und sie freundschaftlich stützen!

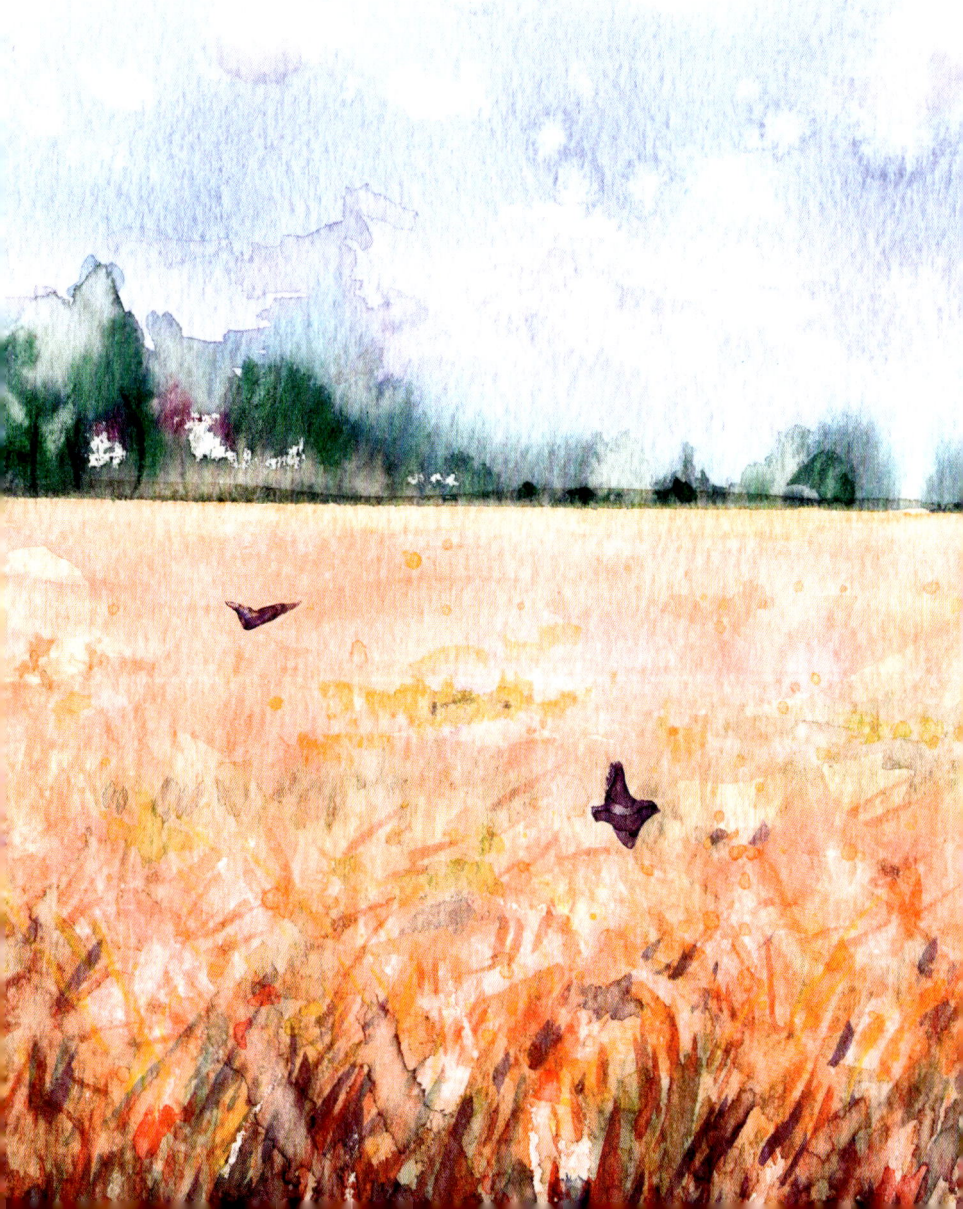

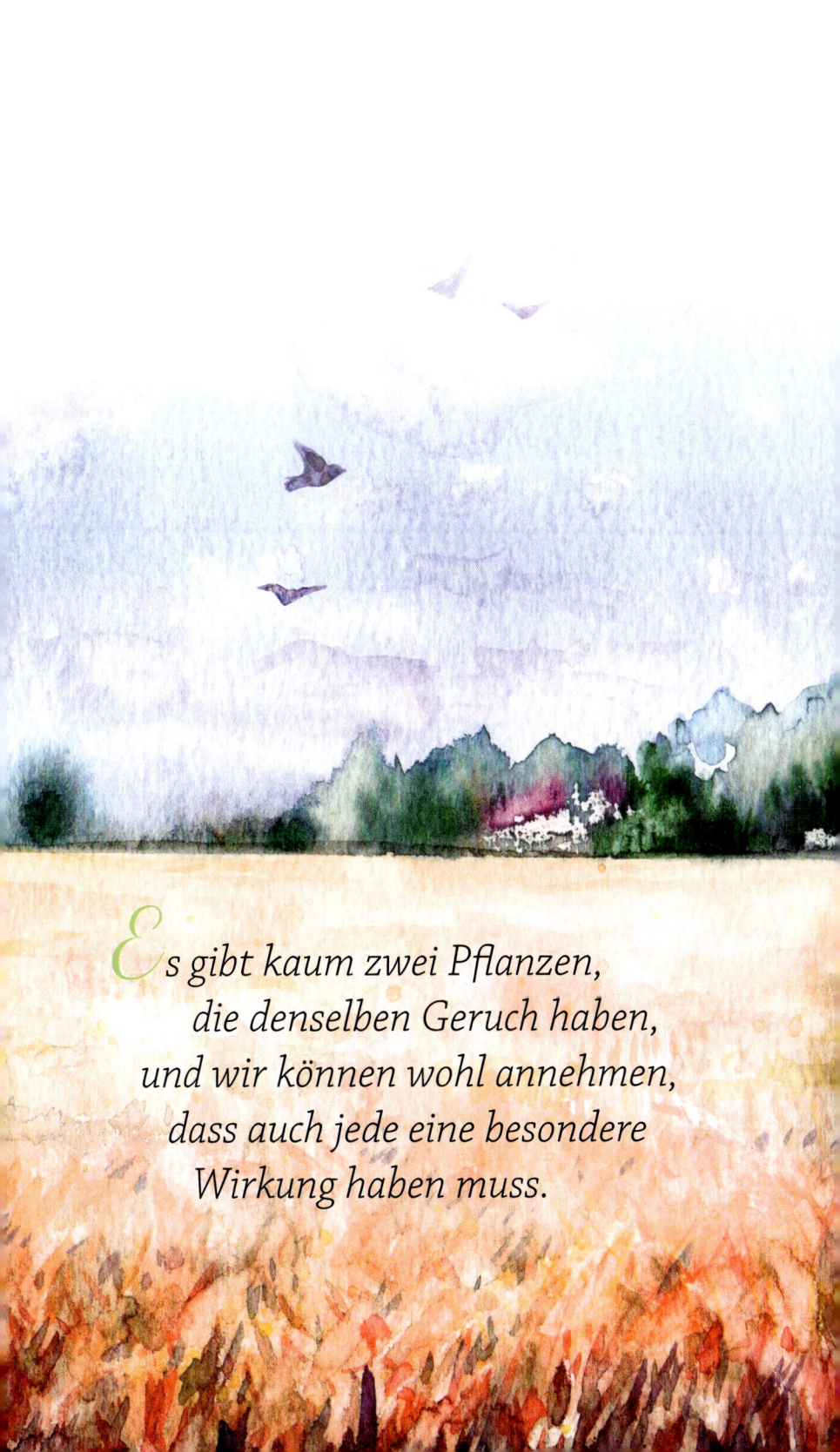

*Es gibt kaum zwei Pflanzen,
die denselben Geruch haben,
und wir können wohl annehmen,
dass auch jede eine besondere
Wirkung haben muss.*

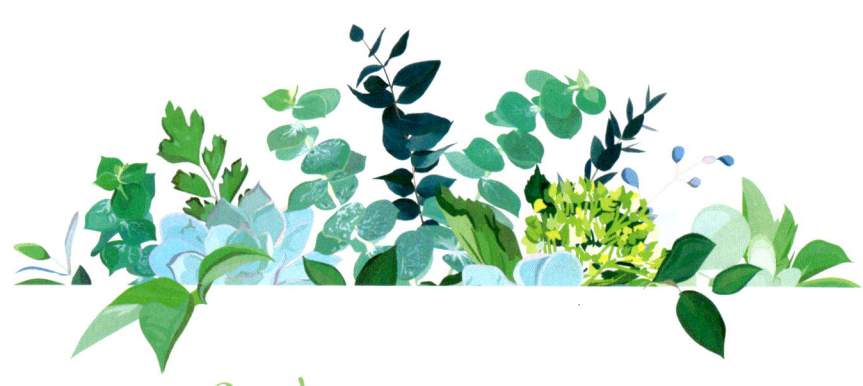

Was die Kräuter in den Bädern vermögen, kann ich nur loben.

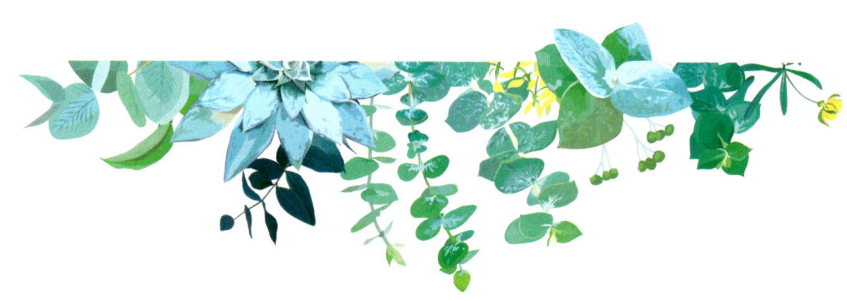

*Was dem Menschen hilft,
was ihn gesund macht,
das ist gut für ihn.*

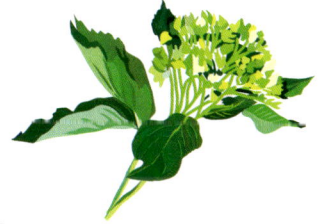

*Das bedenkt man gar nicht:
was der Körper für einen Einfluss
auf den Geist hat!*

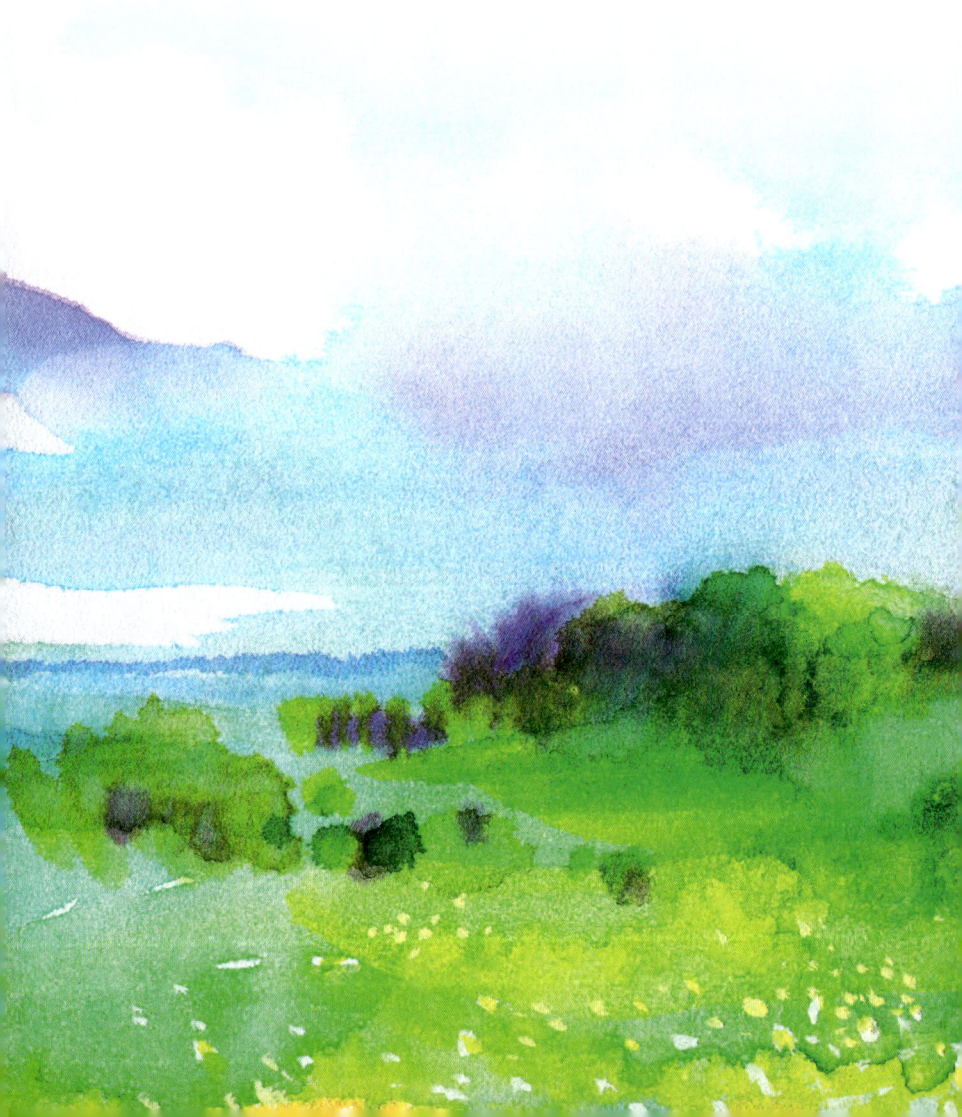

Der liebe Gott hat so gut gesorgt und jeder Pflanze ihren Platz angewiesen, wo sie am besten gedeihen kann.

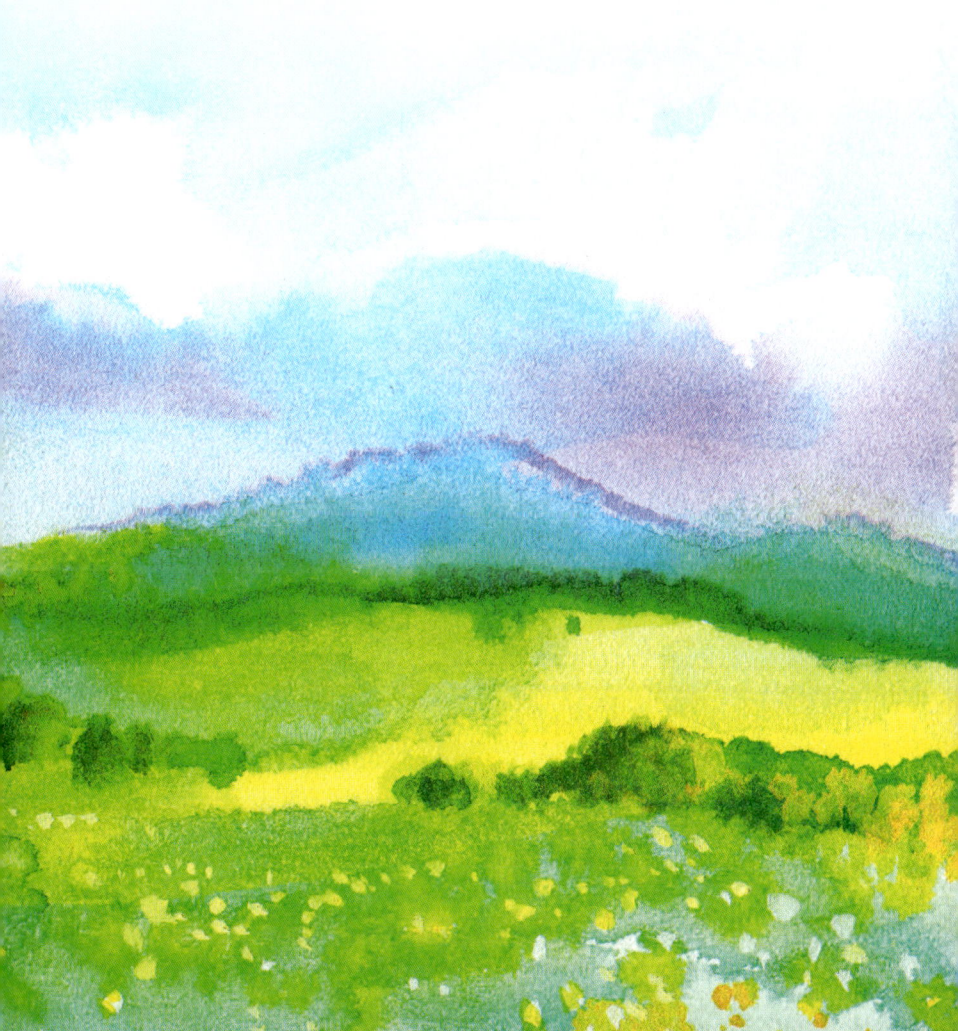

Wasser – mein Element

*Lernt das Wasser
richtig kennen,
und es wird euch
stets ein verlässlicher
Freund sein.*

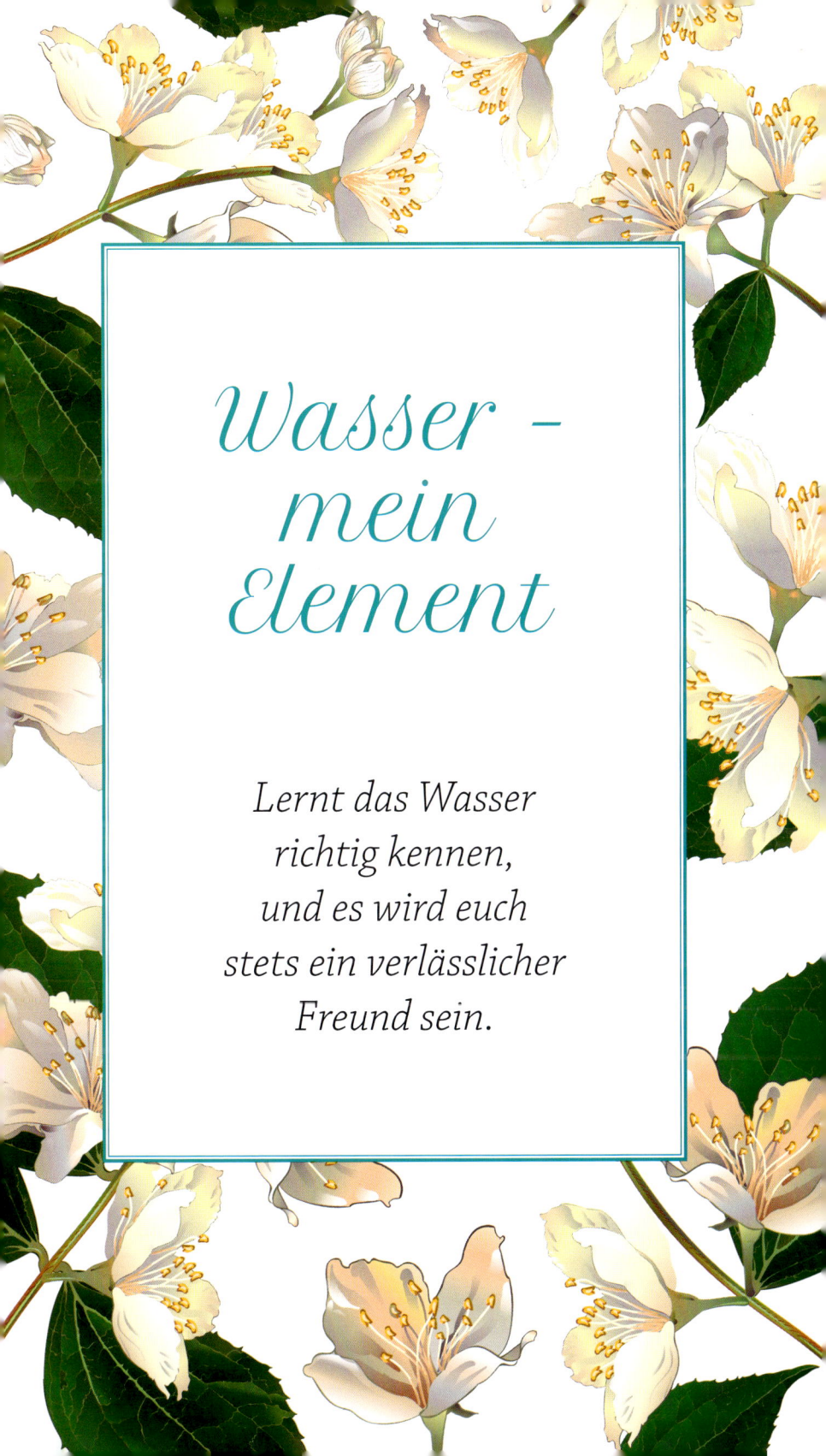

*Wenn man über
meine Wasserkur nicht schimpfte,
dann wäre sie nicht gut – und
wenn man über mich
als Seelsorger nicht schimpfte,
dann wäre ich nicht
am richtigen Platze.*

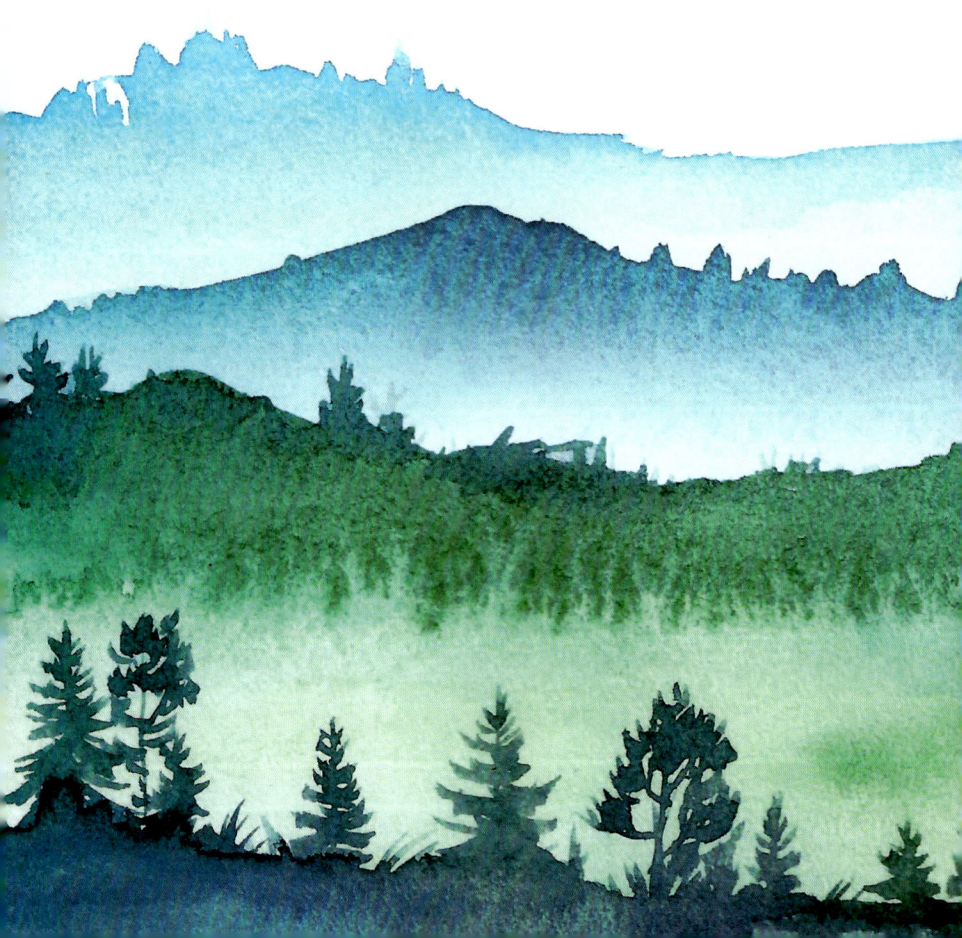

*Während der Homöopathie,
 die ich auch probierte,
dachte ich mir:
 »Lass du das Wässerlein
  und nimm das Wasser.«*

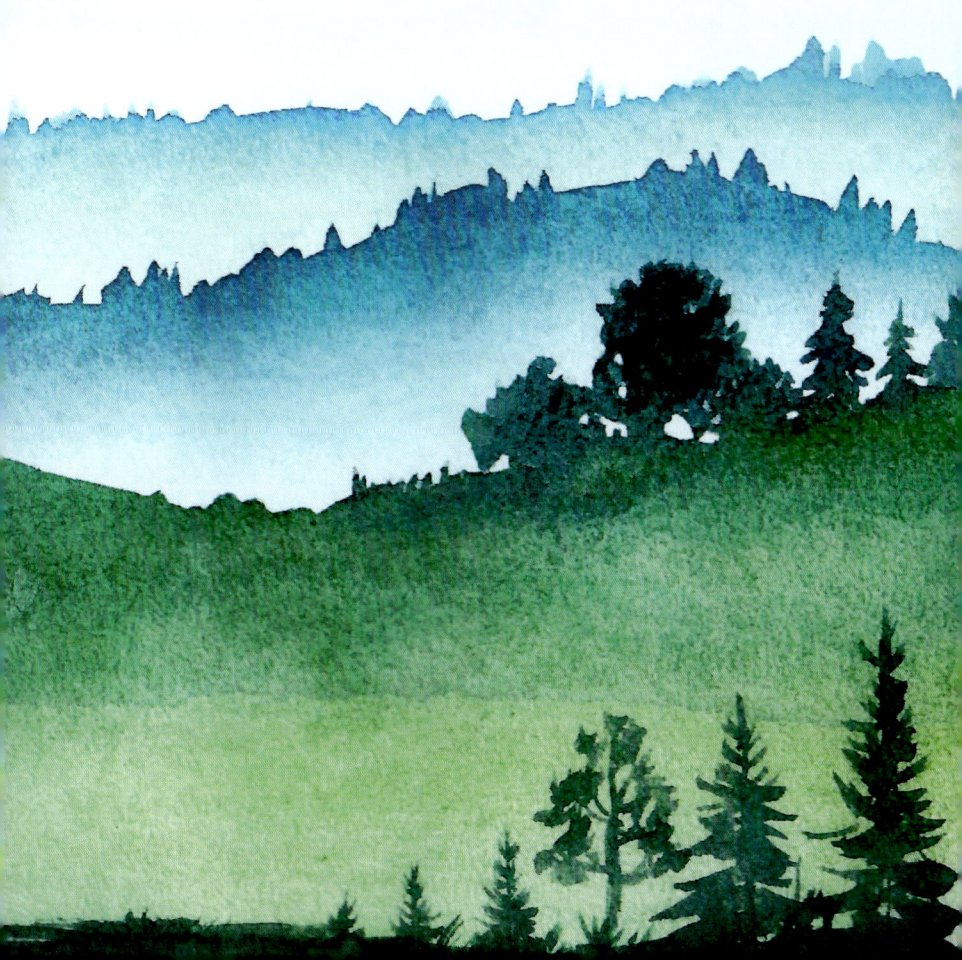

*Durch Wasser und den
  Heiligen Geist wird der Mensch
wiedergeboren zu einem
   neuen Leben in Gott.
   Durch das natürliche Wasser
wird der Mensch gereinigt von
      Krankheiten des Leibes.*

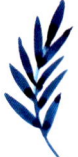

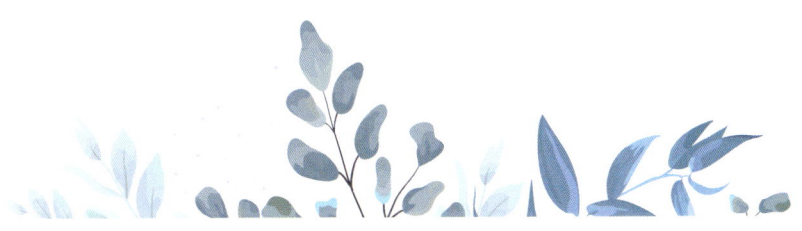

Mit zwei Mitteln
– Wasser und Heilpflanzen –
wird man verbessern können,
was an der Gesundheit
des Menschen verdorben wurde.

*Ich will nicht als der
Entdecker der Tatsache gelten,
dass das Wasser ein Heilmittel ist;
ich suche nur, den Wasserstrom
in der gelindesten Weise
für die menschliche Natur
zu verwenden.*

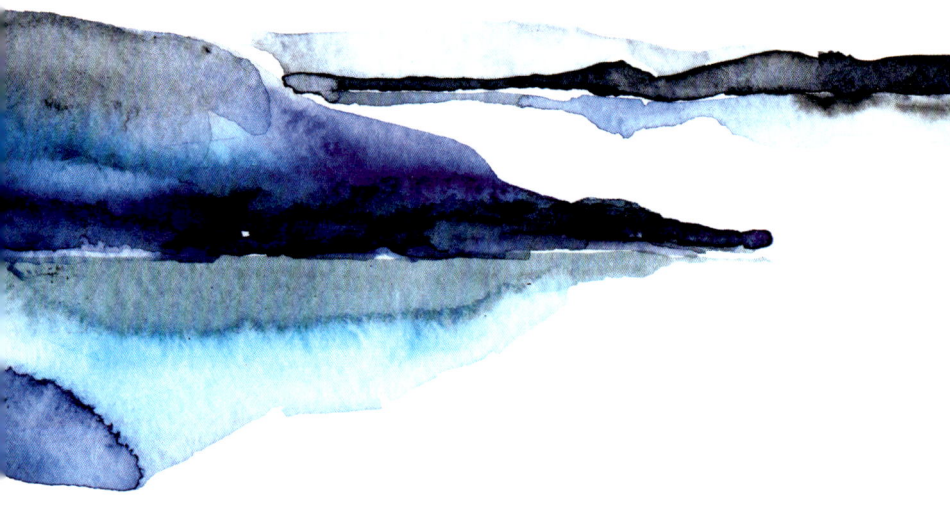

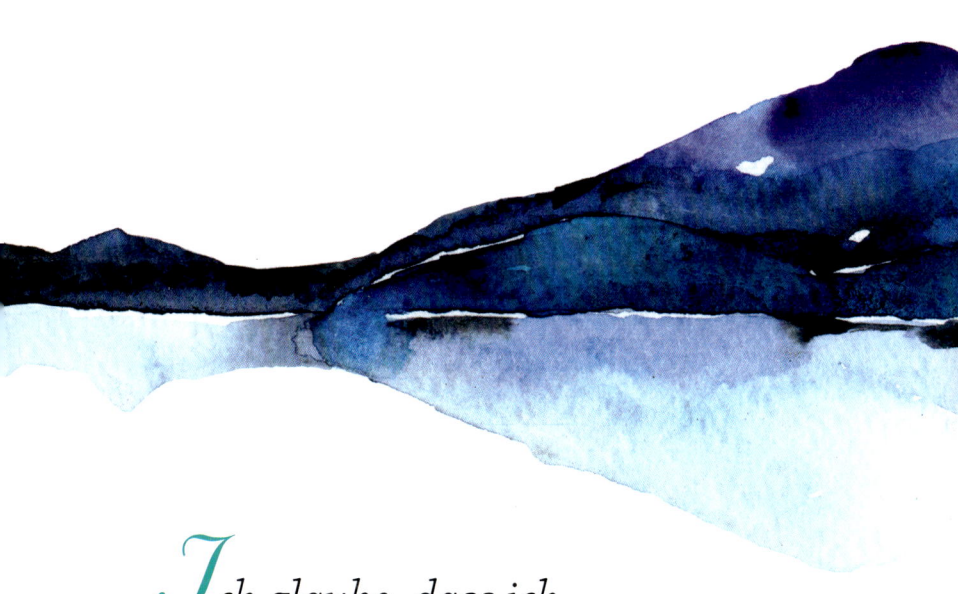

*Ich glaube, dass ich
kein Heilmittel anführen kann,
das sicherer heilt als das Wasser.
Madame Influenza hat
keinen schrecklicheren Feind
als das Wasser.*

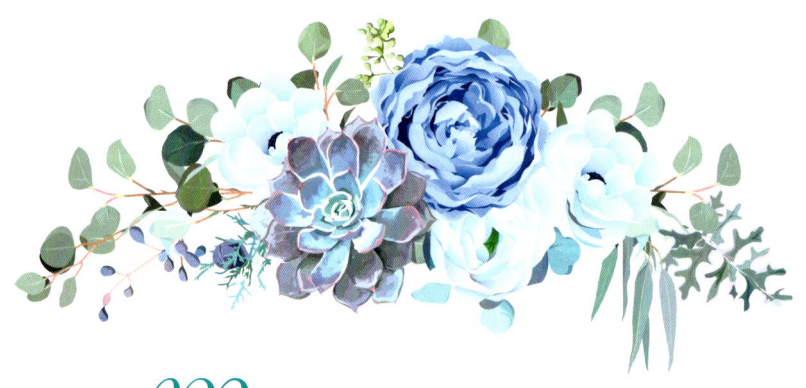

*Mein ganzes Streben
ging dahin, das, was
der Schöpfer uns im Wasser
und in den Kräutern bietet,
vorzulegen und zu erklären.*

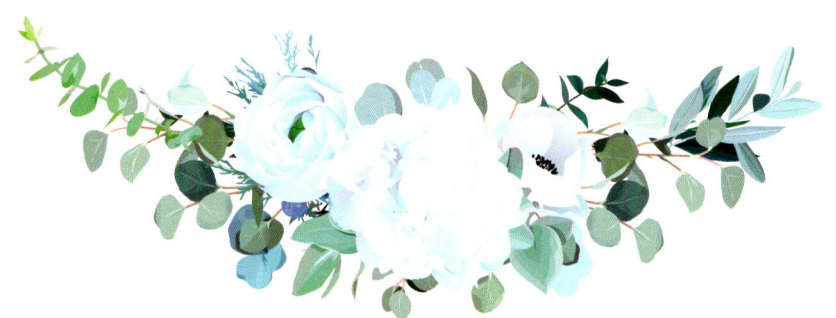

*W*enn ihr das kleine Kind
zum ersten Male
  ins kalte Wasser taucht,
wird es schreien.
   Es schreit aber auch,
wenn ihr's nicht hineintaucht.

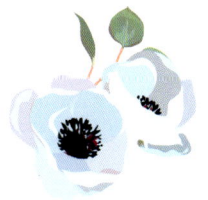

Als Bauernknecht schlief ich
in einem Strohsack,
hart wie eine Pritsche,
als Student auf einer ebenso
harten Strohmatratze.
Ein Strohsack ist oft besser
als ein weiches Bett;
ich habe auf hartem Lager immer
am besten gelegen.

Das kleine Buch, das von der
Heilkraft des Wassers handelte,
wurde zuerst der Strohhalm,
an den ich mich klammerte;
nach kurzer Zeit war es der Stab,
auf den sich der Kranke stützte;
heute gilt es mir als
das Rettungsboot,
das eine barmherzige Vorsehung
mir zur rechten Zeit, in der
Stunde der höchsten Not sandte.

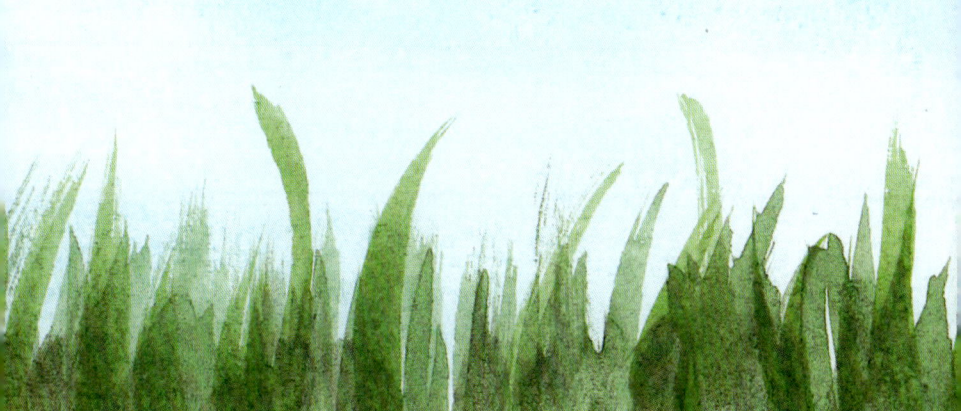

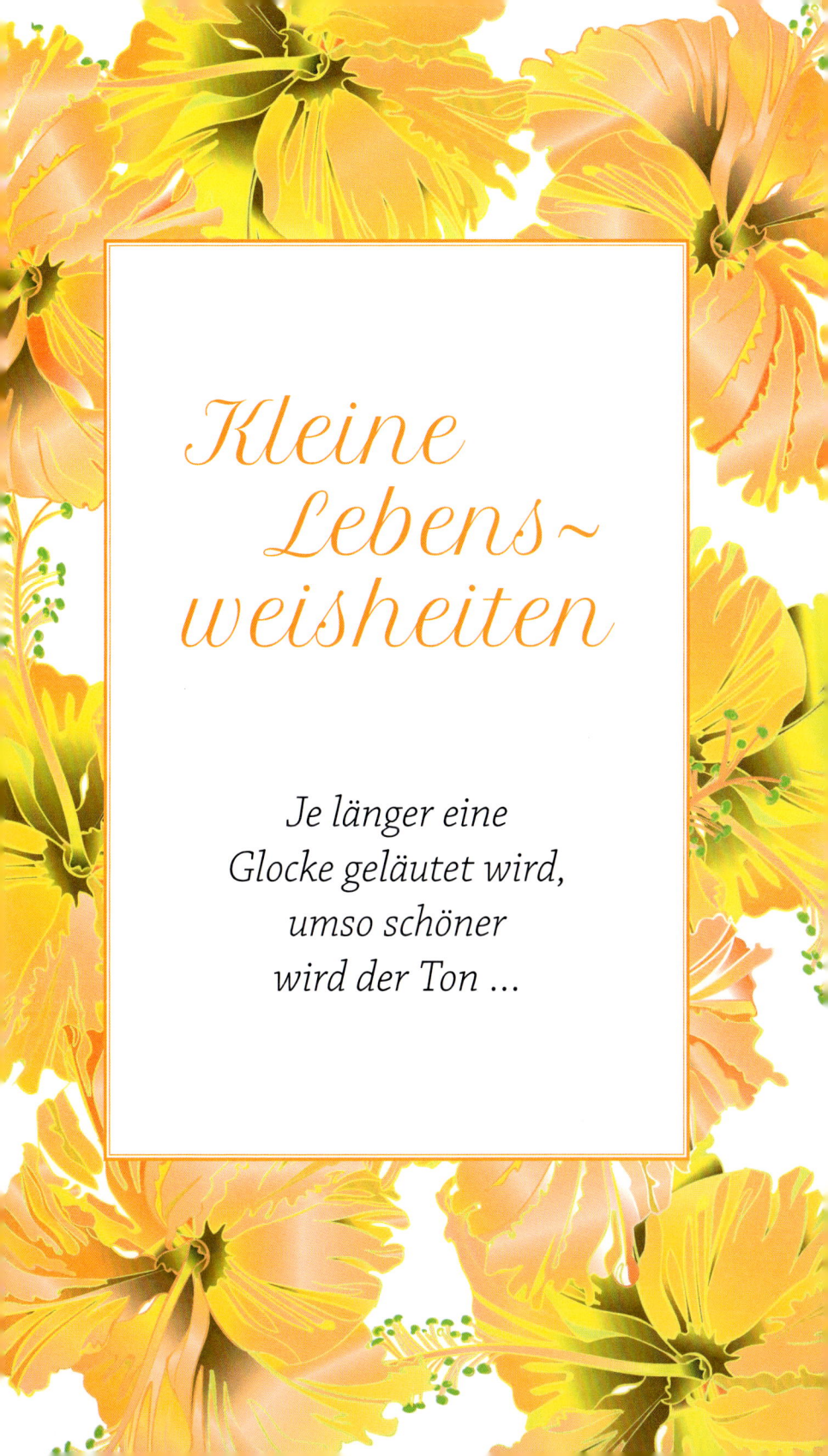

Kleine Lebens~weisheiten

*Je länger eine
Glocke geläutet wird,
umso schöner
wird der Ton ...*

*In der Natur
 gibt's kein Eilen,
eine bestimmte Zeit
 braucht's zum Heilen.*

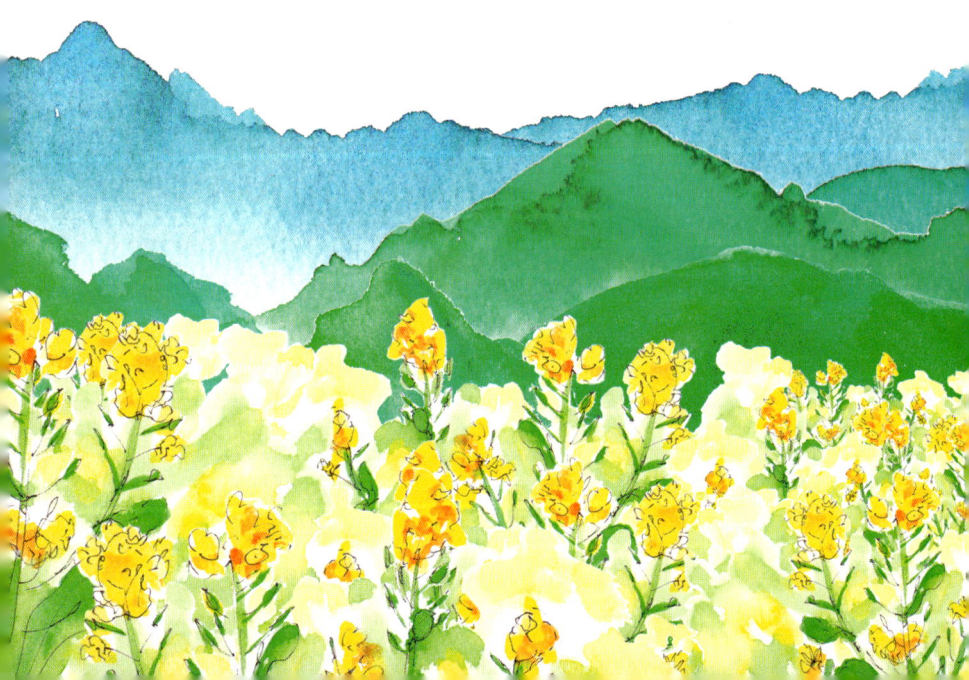

*W*ürden alle guten Lehren
angenommen und befolgt,
so wäre diese Erde
längst schon der Himmel.

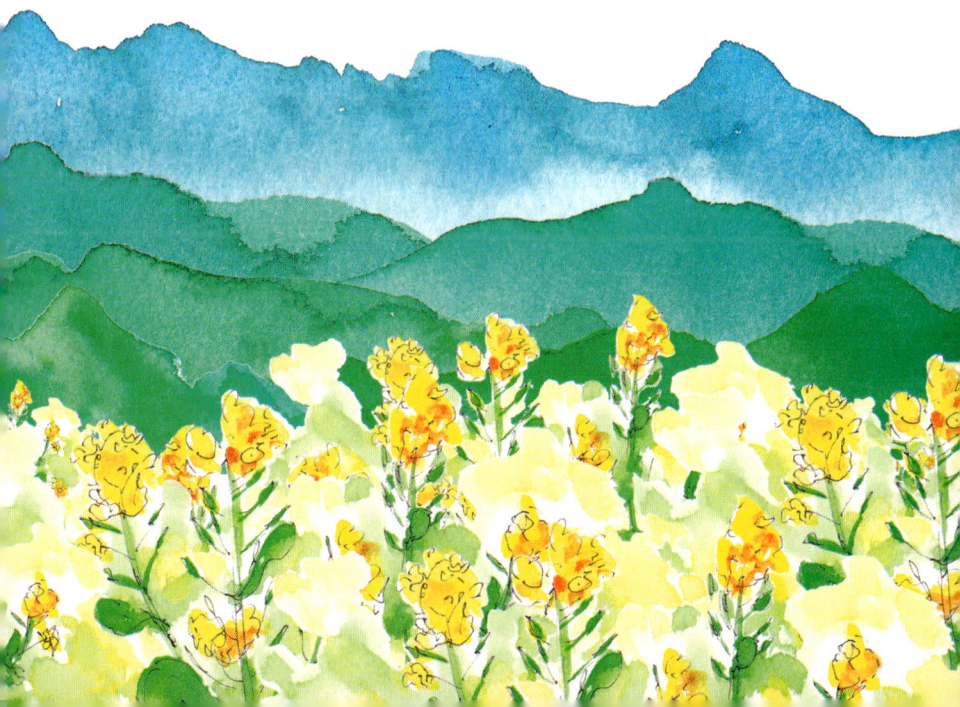

*Wie kein Mensch dem anderen
vollständig gleichsieht,
so wird auch jeder auf einem
eigenen Weg geführt.*

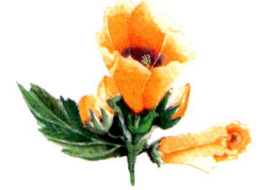

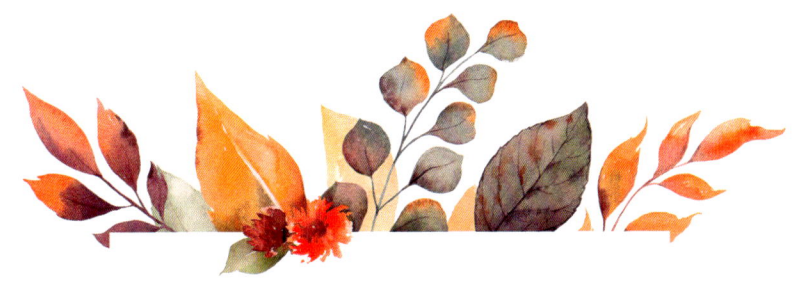

*Der ganze
innere und äußere Mensch
spielt nur die eine Weise:
Alles an und in mir
preise den Namen des Herrn!*

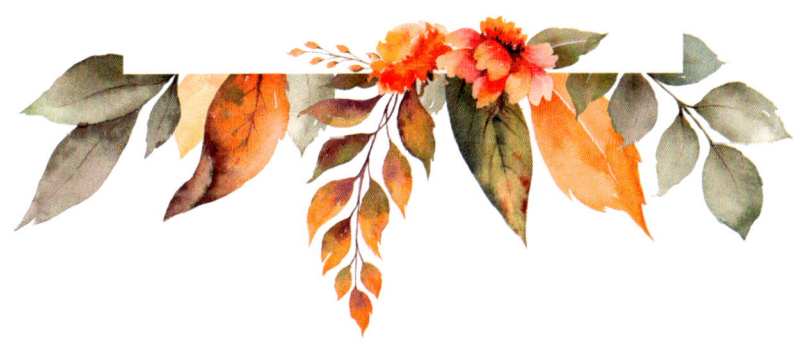

Wenn man dich von Zeit zu Zeit
in einen Winkel wirft,
so warte nur,
bis man dich wieder herausholt;
denn alles in der Welt
unterliegt einem doppelten Schicksale.

Kneipp über ein Buch

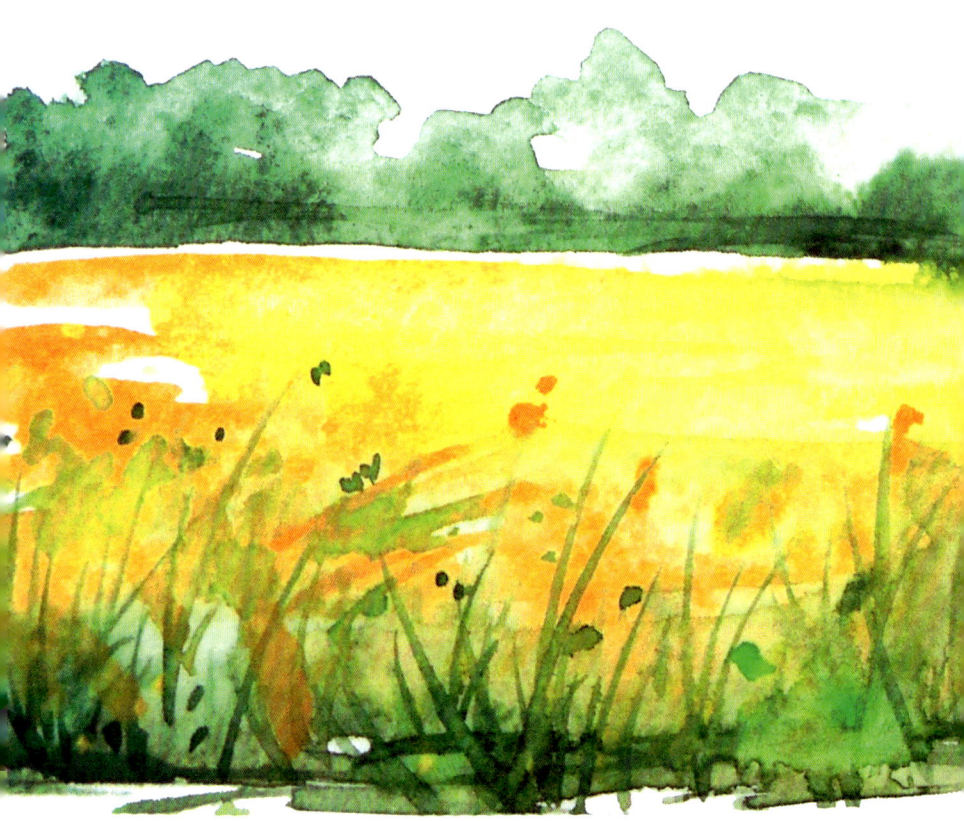

*Es sollte auf der Erde nichts geben,
was uns aus der Fassung bringt;
aufs Schlimmste sollten wir
immer gefasst sein.
Die Schicksale sind ja die
herrlichsten Gelegenheiten zu zeigen,
dass man ein Mensch ist.*

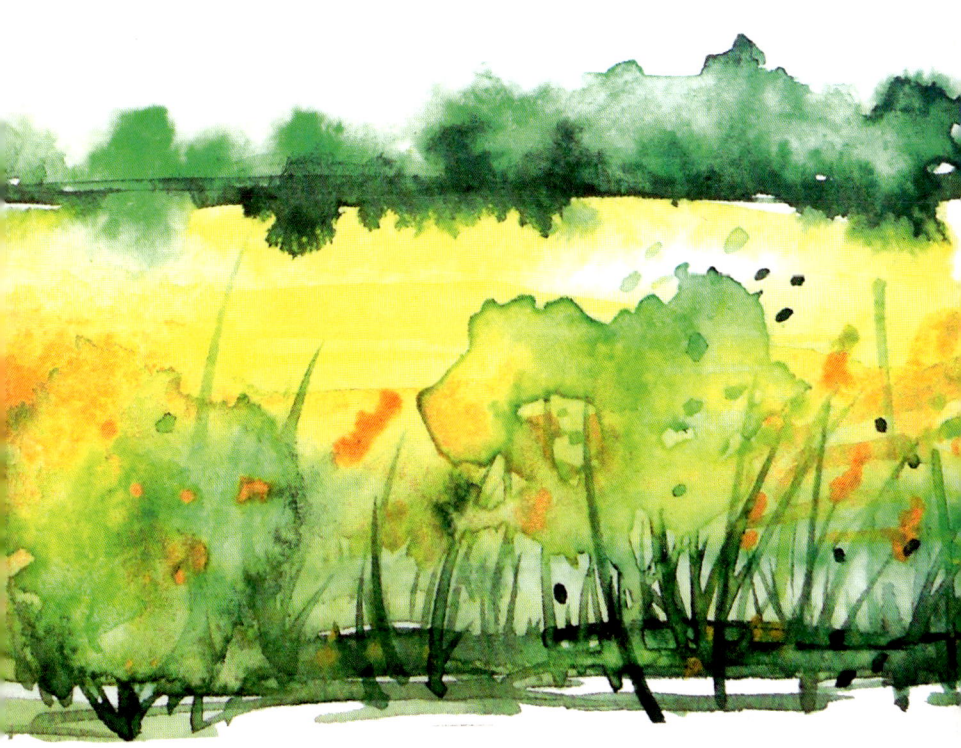

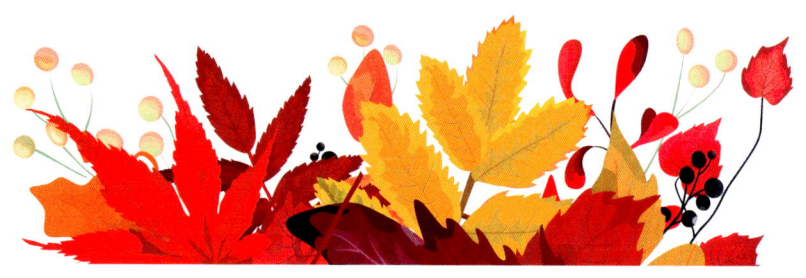

*D*er weise Schöpfer hat alles
gut und vollkommen erschaffen;
ihm kann nicht die
Schuld gegeben werden,
wenn Beschränktheit vorkommt.

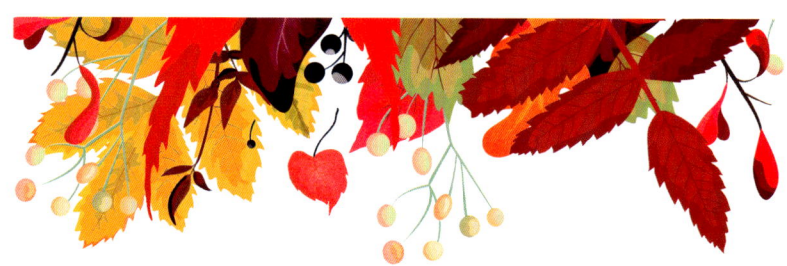

*Von Zeit zu Zeit
muss der Mensch fühlen,
dass er von einem unendlich
höchsten Wesen abhängig ist.*

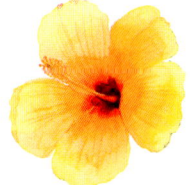

Not lehrt beten – und
seinen Verstand gebrauchen.

Von mir wird,
wer arm ist,
behandelt wie ein
Millionär.

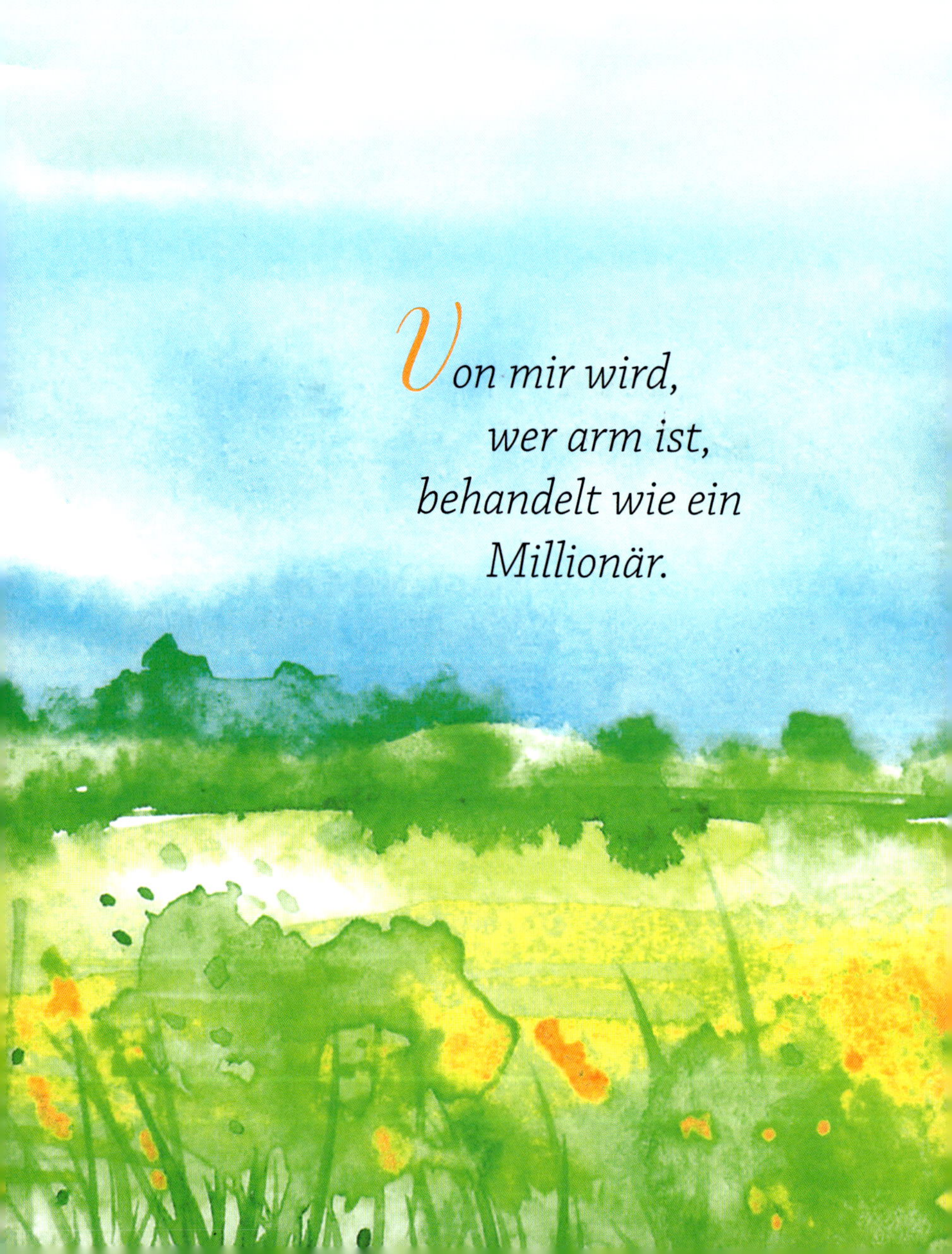

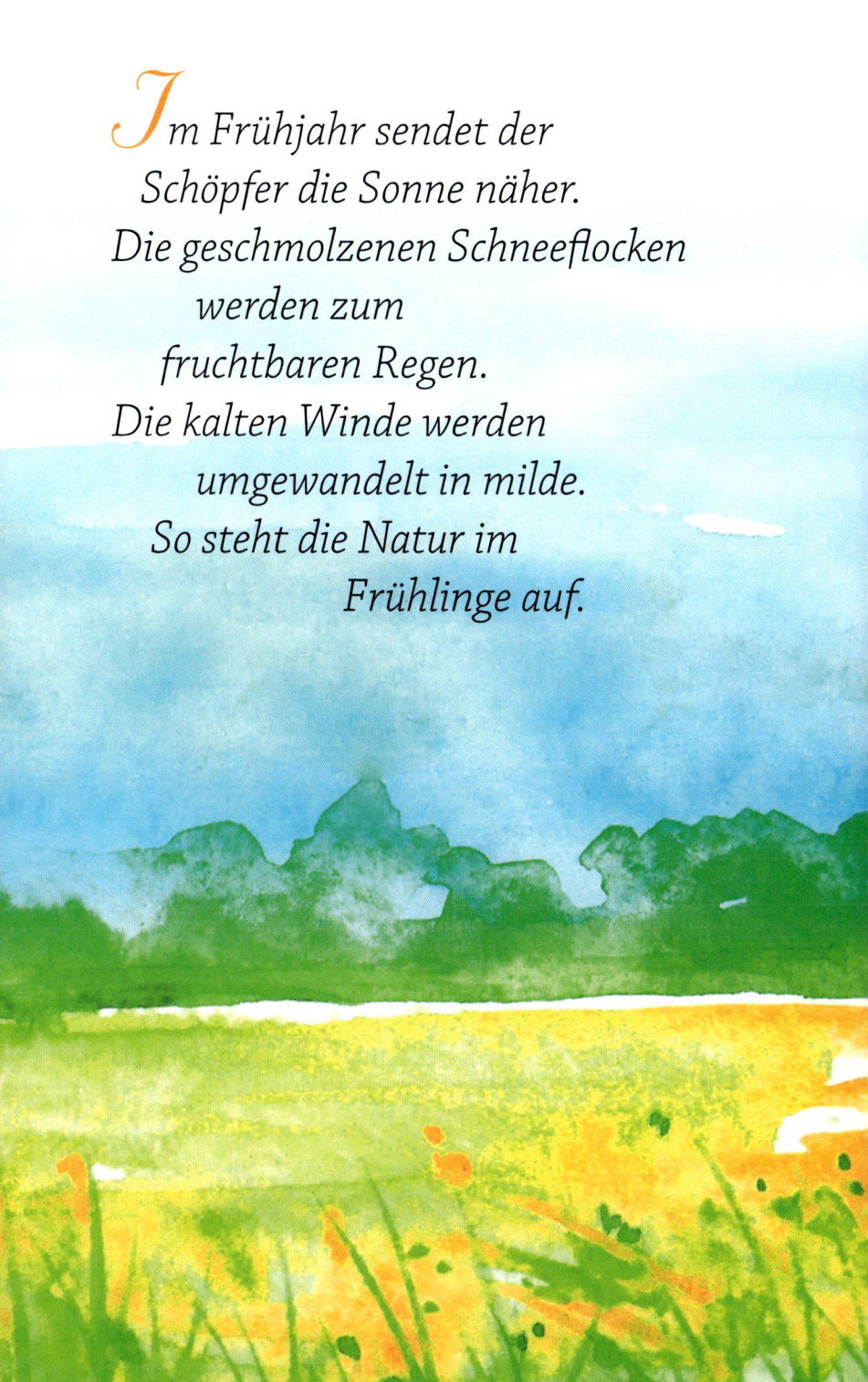

Im Frühjahr sendet der Schöpfer die Sonne näher. Die geschmolzenen Schneeflocken werden zum fruchtbaren Regen. Die kalten Winde werden umgewandelt in milde. So steht die Natur im Frühlinge auf.

Die Erde bleibt unsere Welt,
und man wird nie
aus dieser Welt einen
Himmel machen.

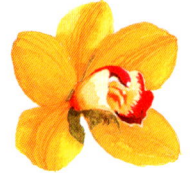

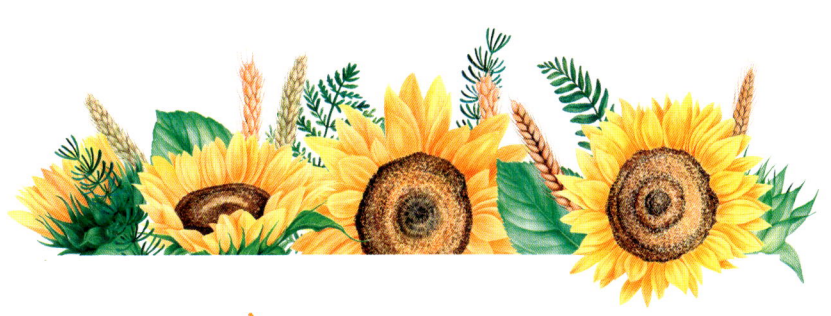

*Was gibt es Schöneres
als die Liebe
zur Einfachheit?*

*Der Himmel wäre allen recht –
aber man muss warten,
bis man ihn bekommt,
und vor allem:
man muss ihn sich verdienen.*

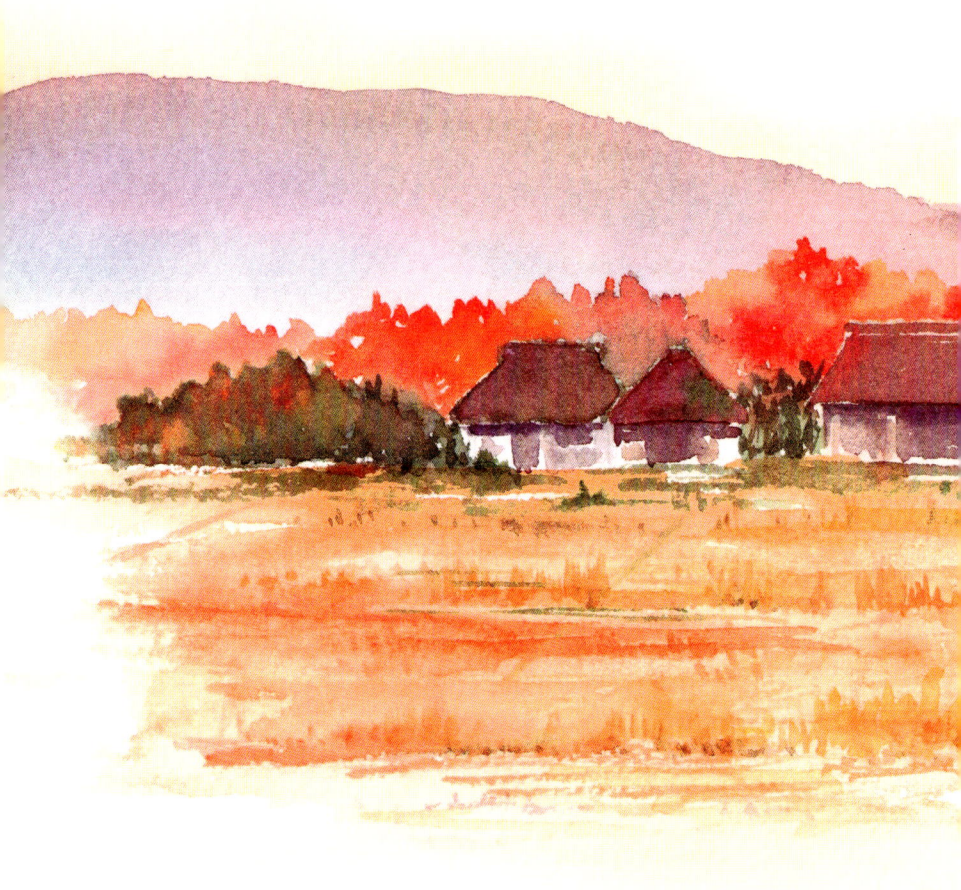

*Ein Strohhalm macht das
Perpendikel der größten Ganguhr
stille stehn.
Die kleinste Kleinigkeit vermag,
Herz in flackernde Unruhe
zu versetzen.*

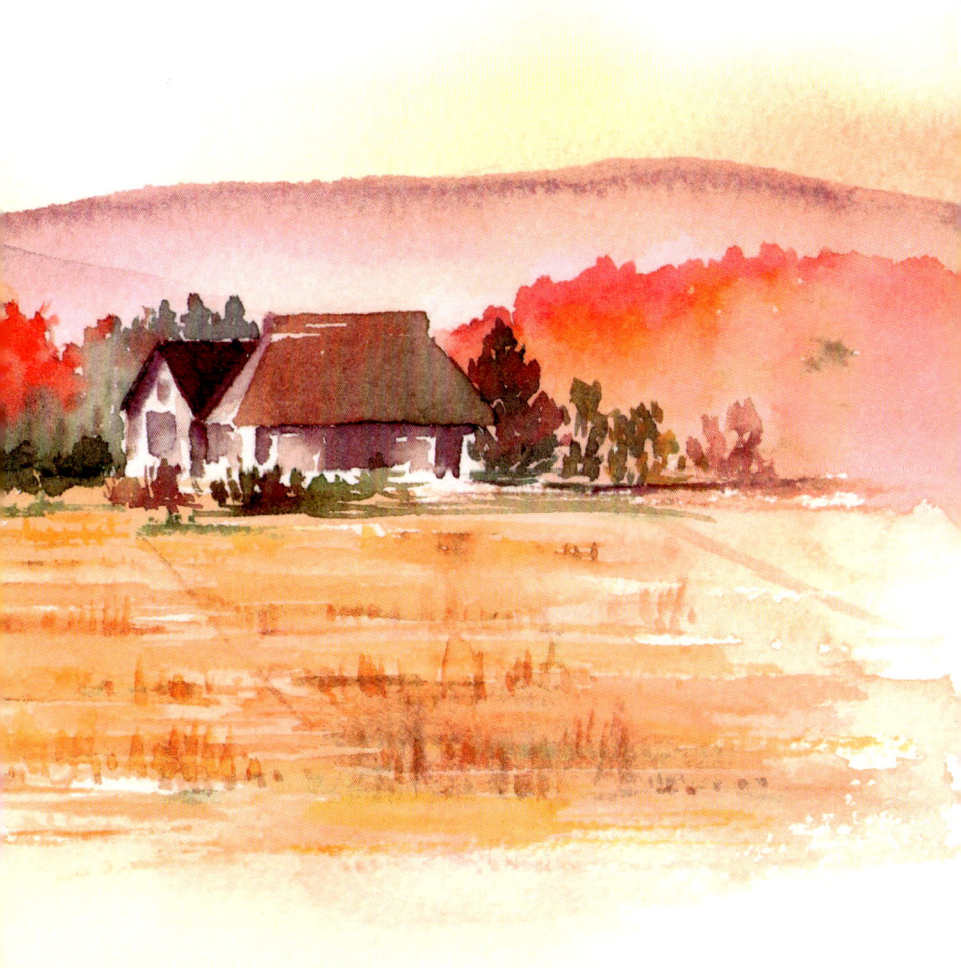

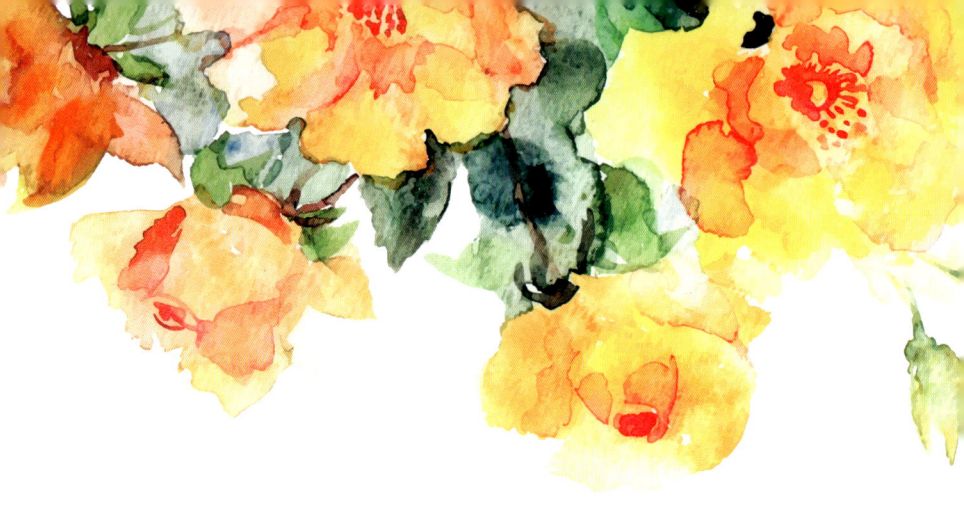

Mich leitet ja kein irdisches Interesse, nur das Mitleid mit meinen leidenden Mitmenschen.

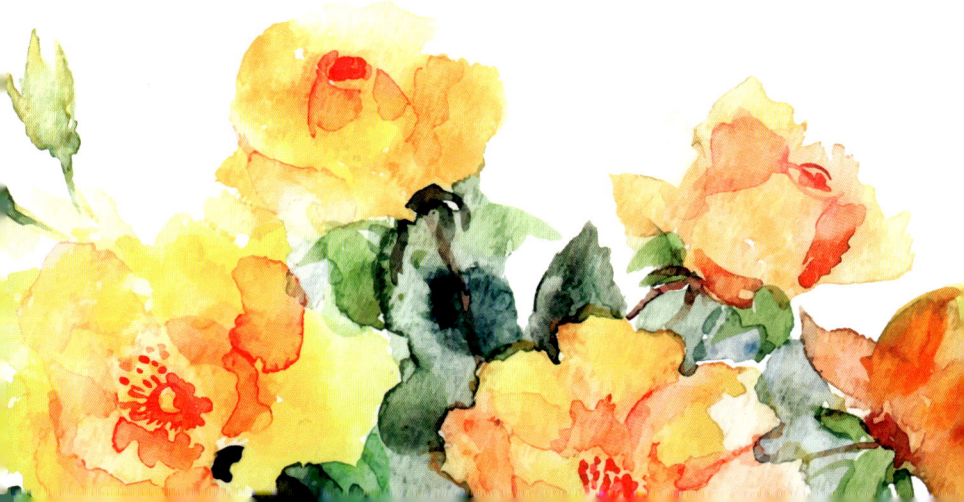

*Von Zeit zu Zeit
muss der Mensch fühlen,
dass er von einem unendlich
höchsten Wesen abhängig ist.*

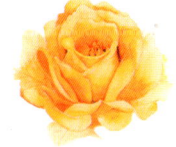

Ich bin schon oft gefragt worden, warum ich mich so plage. Wir sind ja nicht zum Essen und zum Trinken auf der Welt – und um gute Tage zu haben, sondern dass wir etwas gewinnen für die Ewigkeit.

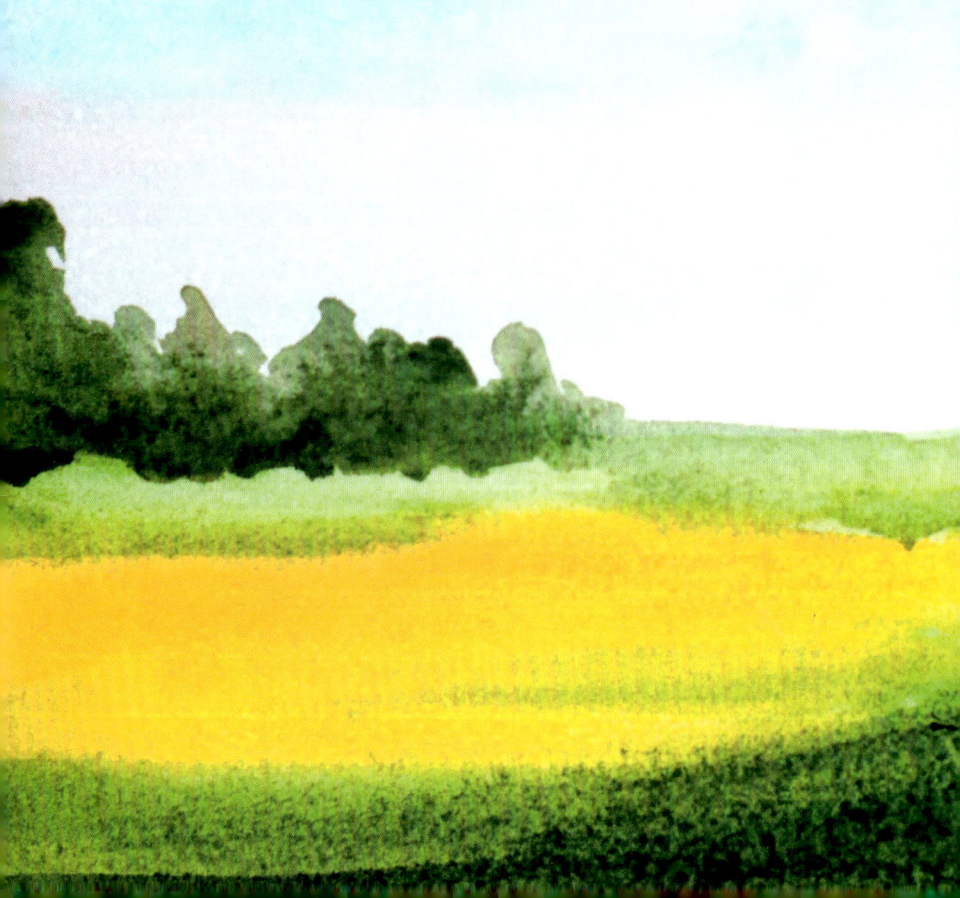

Wir haben nicht so viel Unnützes gelernt, wie man den Kindern heute einpaukt – und drum haben wir das Glück gehabt, nicht so viel vergessen zu müssen, und nicht so nervös zu sein wie die Schulkinder von heute.

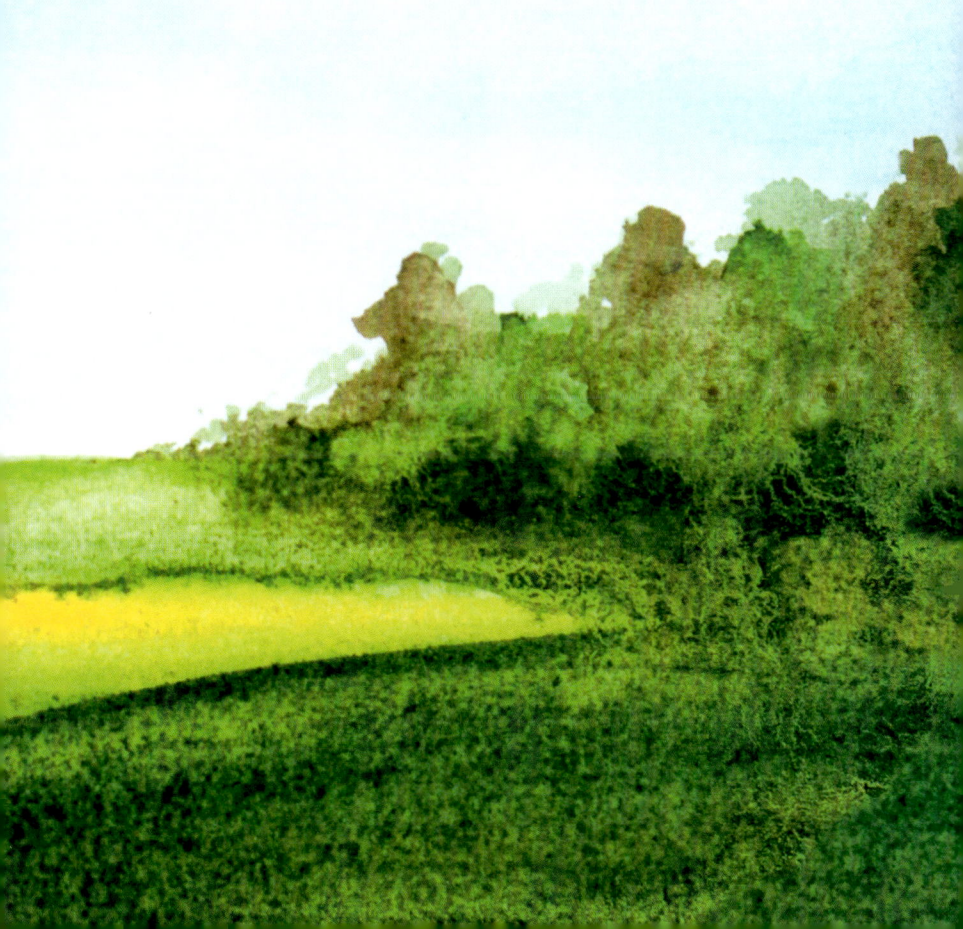

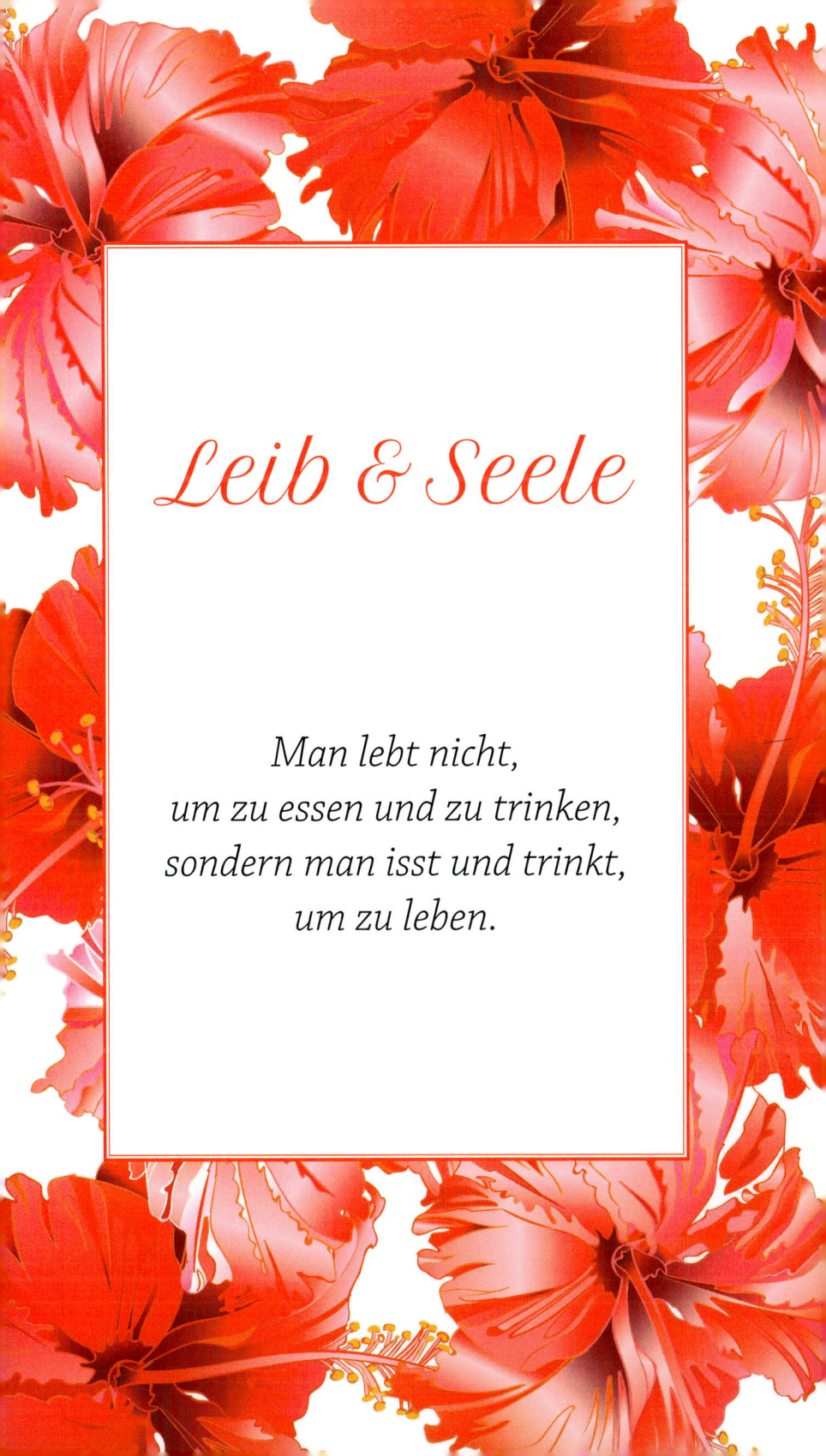

Leib & Seele

Man lebt nicht,
um zu essen und zu trinken,
sondern man isst und trinkt,
um zu leben.

Was ich von den Getränken
halte, habe ich schon oft gesagt:
Das Wasser ist mir zu nass,
das Bier zu schlecht,
der Wein zu kostspielig.

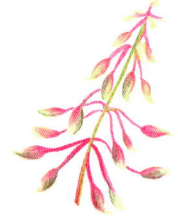

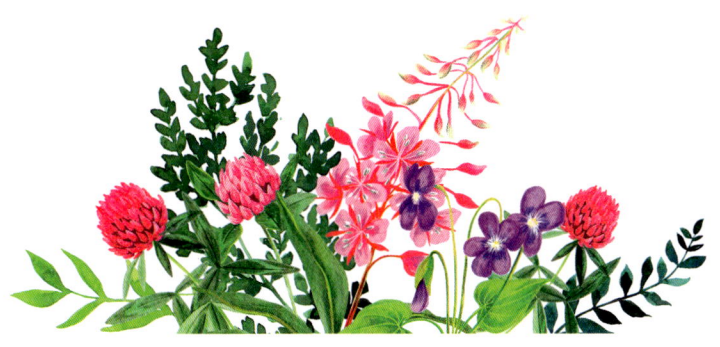

Man prüfe alles und behalte das Beste. Dieser Grundsatz führt uns am sichersten zur Wahrheit.

Pfarrer Kneipp über Nahrung und Getränke

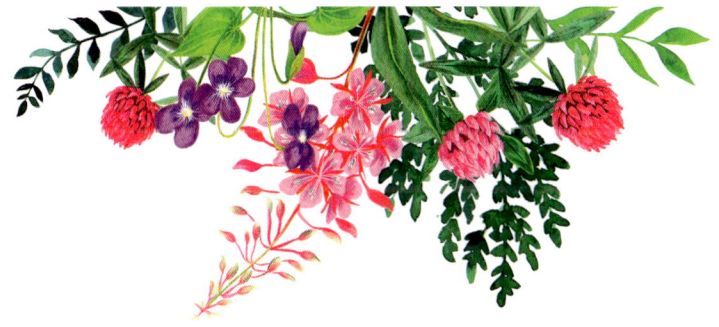

*Auf die Erdäpfel
hat man immer geschimpft.
Ich würde sagen:
»Gib uns heute unser täglich Brot
und unsere Erdäpfel dazu!«*

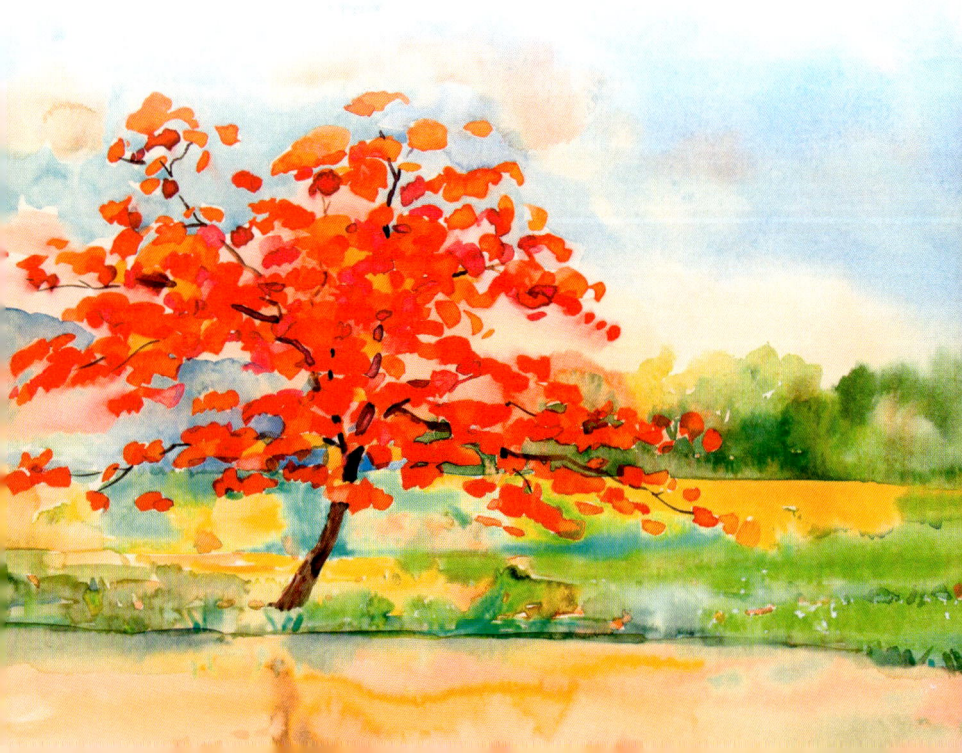

Das Gewürz ist ein künstliches Feuer im menschlichen Körper, das wohl aufzehrt, aber dem Körper keine Kräfte zuführt.

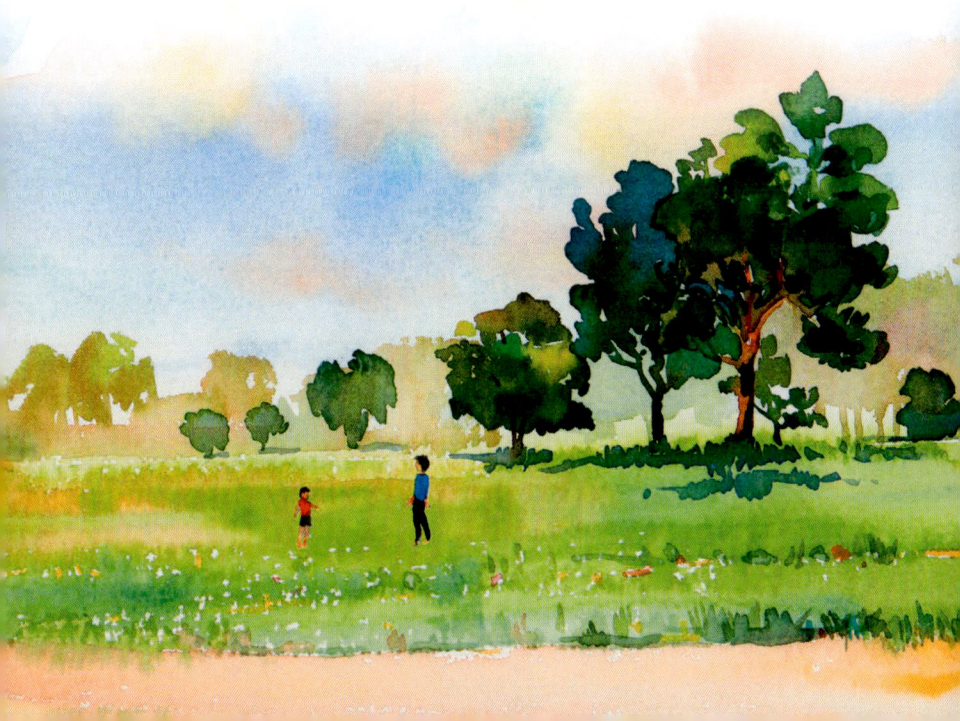

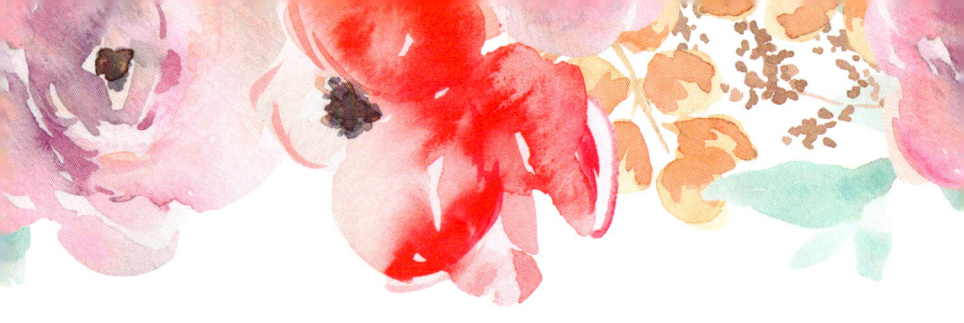

*W*enn es mir doch gelänge,
dass in jeden Garten
wieder ein kleiner
Wermutstrauch käme!
Pflanzt man,
was man essen kann,
warum soll man nicht auch
pflanzen, was heilen kann?

Die Sonnenblumen
erwarten am Morgen
die Sonne im Osten und
bleiben ihr zugewandt,
bis sie abends
im Westen untergeht.

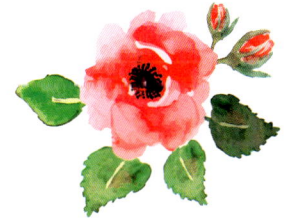

Mit dem Löwenzahn kann
man die Brennnessel verwenden
und beide miteinander wiegen.
So ein Saft ist bald gemacht und
hat eine gute Wirkung.
Man kann zwei- bis dreimal
am Tage davon trinken;
dann wird man bald merken,
wie viele Lumpen sich
im Körper aufhalten!

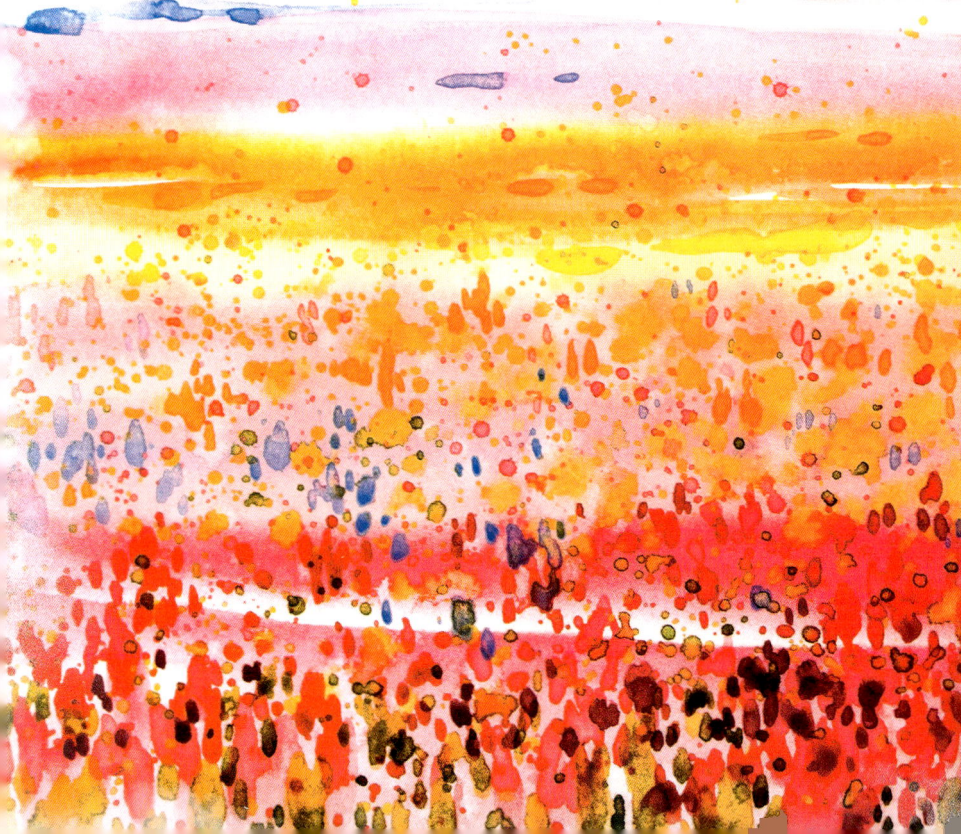

Die Ringelblume hat
etwas Gescheites.
Wenn die Blume morgens
nach sieben Uhr geschlossen ist,
dann regnet's an diesem Tage gewiss;
geht sie aber zwischen
sechs und sieben Uhr auf,
so regnet es ganz gewiss nicht.

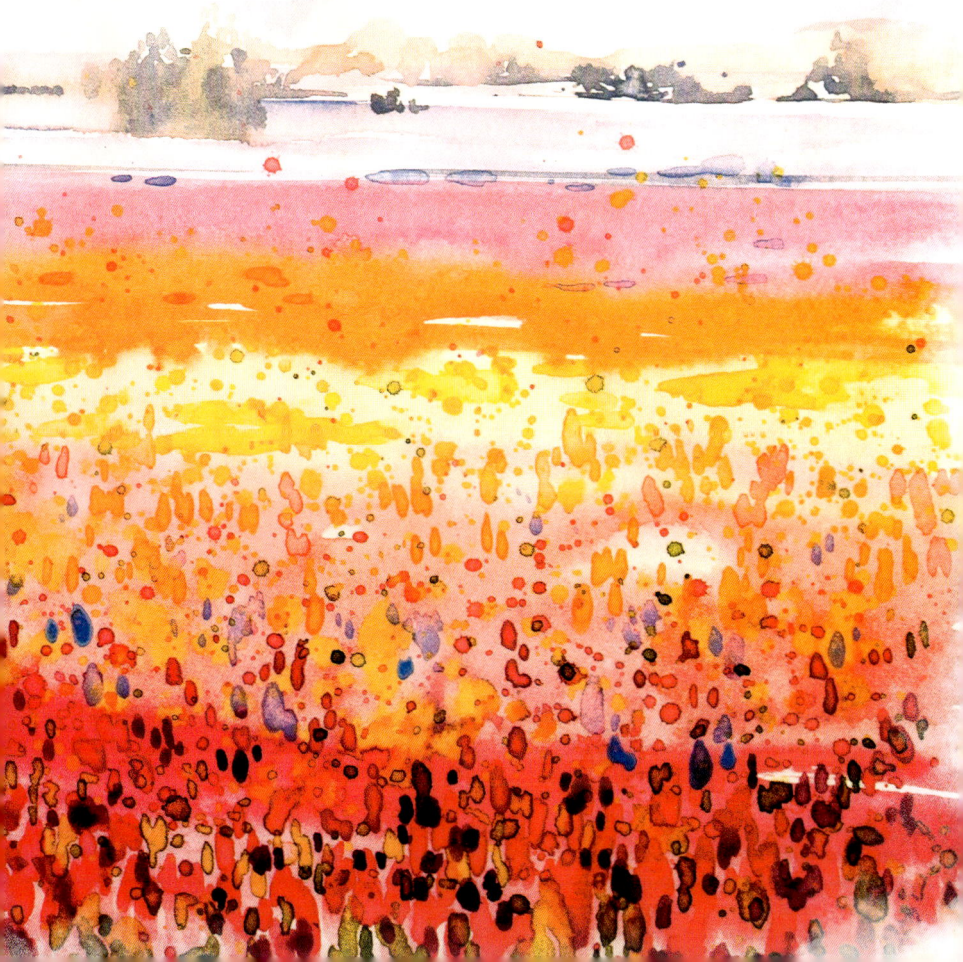

*W*em seine Gesundheit
lieb und teuer ist,
der biete das Möglichste auf,
dass er in reiner Luft
seine Zeit zubringt, und
vermeide aufs Sorgfältigste,
schlechte, verdorbene Luft
einzuatmen.

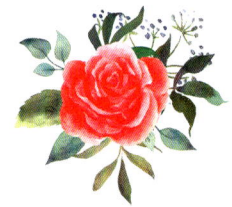

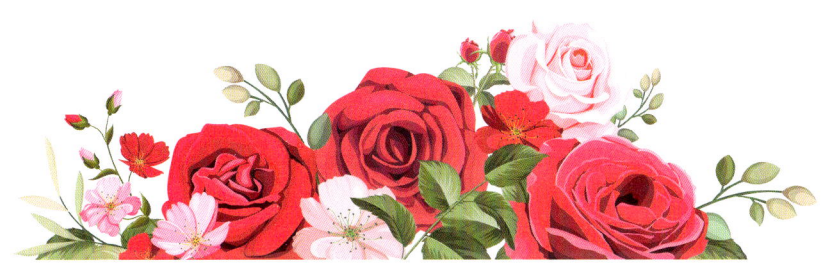

*Der Jugend kann
nichts mehr empfohlen werden
als die Abhärtung durch
Barfußgehen im Garten, im Freien,
auf nassen Steinen und
selbst auf dem Zimmerboden.*

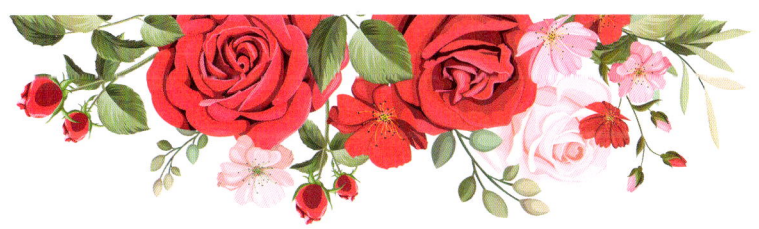

*W*ie man streitet über
  das Trinken beim Essen,
so auch über das Maß der Speisen,
  wie viel man genießen soll.
Für die menschliche Natur
  reicht eine kleine Portion aus,
um sie gut zu nähren und
  in der Kraft zu erhalten,
vorausgesetzt, dass diese kleine
  Portion gut ausgenützt wird.

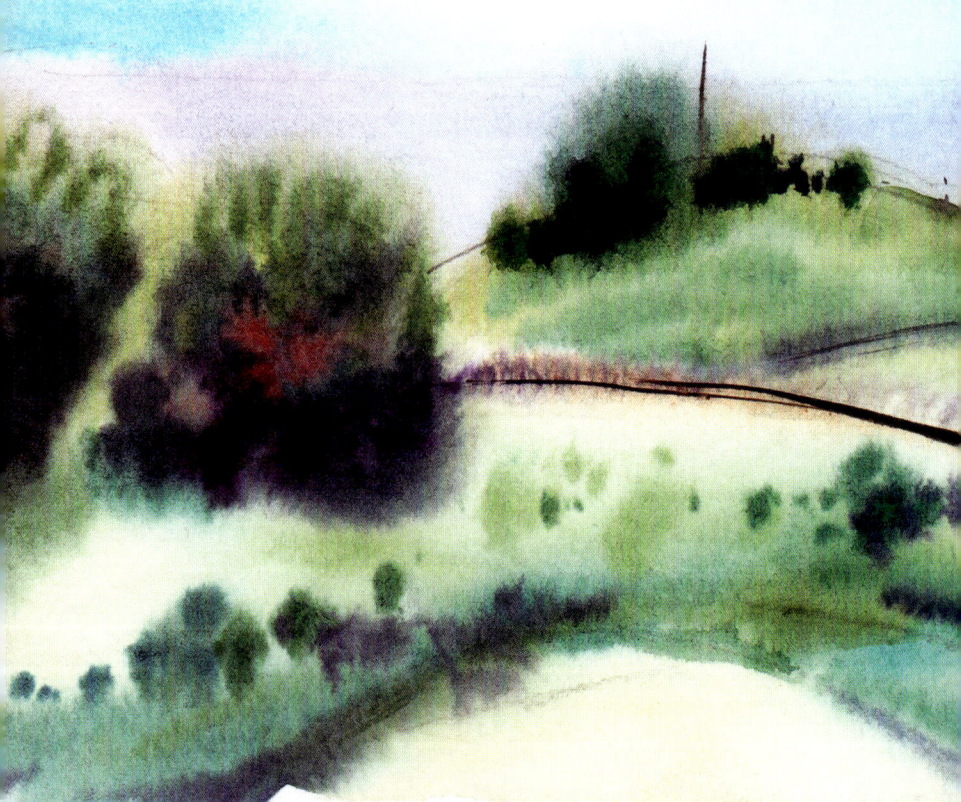

Gegen das aber,
was man im Überfluss hat,
wird man gleichgültig;
daher kommt es auch, dass viele
Hundert Pflanzen und Kräuter
für wertlose Unkräuter gehalten und
mit den Füßen zertreten werden,
anstatt dass man sie beachtet,
bewundert und gebraucht.

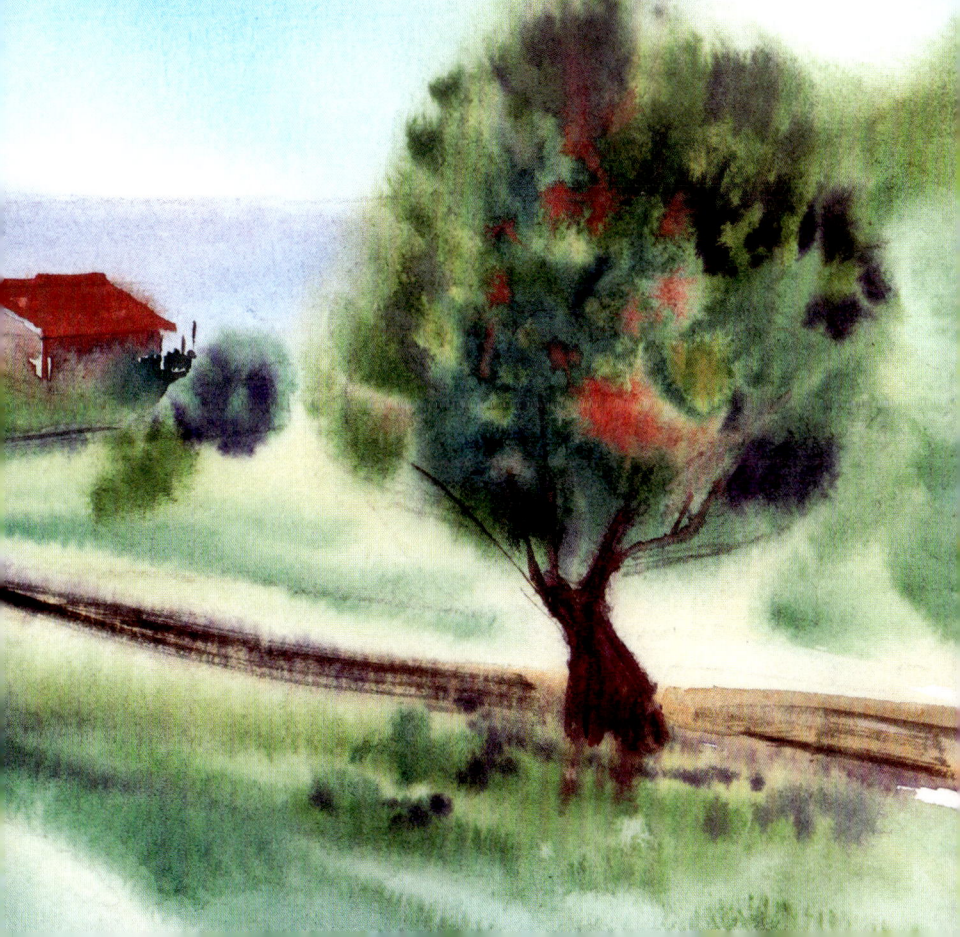

Sebastian Kneipp

Der Wasserdoktor

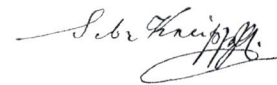

Sebastian Kneipp wurde am 17. Mai 1821 in Stephansried bei Ottobeuren geboren. Er wuchs in ärmlichen Verhältnissen auf und musste schon mit 11 Jahren den Familienunterhalt durch Mitarbeit in der Weberei seiner Eltern unterstützen. Erst mit 22 Jahren konnte er das Gymnasium in Dillingen besuchen. Während seiner Gymnasialzeit erkrankte er an Lungenschwindsucht. Danach begann er im Jahr 1848 sein Studium der Theologie an der Universität in München. Dort fand er die Schrift »Unterricht der Heilkraft des frischen Wassers« von Dr. Johann S. Hahn, die sein Leben prägen sollte. 1852 empfing er in Augsburg die Priesterweihe und hielt seine Primiz in der Basilika Ottobeuren. Es schlossen sich Kaplansjahre in Biberbach und in Boos an.

Am 2. Mai 1855 kommt Sebastian Kneipp nach Wörishofen, wo er 40 Jahre lang wirken wird. Er wird Beichtvater im Dominikanerinnenkloster und weitet seine Aktivitäten auch auf die Krankenpflege aus. Dabei schöpft er aus seinen Erfahrungen mit der Heilkraft des Wassers, die er während seiner Tuberkuloseerkrankung und während seines Studiums in München sammeln konnte, und er entwickelt seine Methoden der Wasseranwendung sowie des Zusammenspiels von Nahrung und Bewegung beim Menschen. Er erfährt auch viele Anfeindungen, die seine Aktivitäten als »Kurpfuscherei« hinstellen, gegen die er sich aber erfolgreich wehrt. 1881 wird Sebastian Kneipp Pfarrer von Wörishofen. Mit Vorträgen bereist er nun fast ganz Europa und verfasst seine wichtigsten Bücher: »Meine Wasserkur« (1886) und »So sollt ihr leben« (1889). 1894 führt ihn seine letzte Reise nach Rom. Dort trifft er Papst Leo XIII. und erhält den Titel Monsignore. Am 17. Juni 1897 stirbt Sebastian Kneipp im Alter von 76 Jahren in Wörishofen.

Bildnachweis

Cover: © stock.adobe.com/Katy's Dreams; S. 5, 14, 15, 26, 27: © lavendertime/Shutterstock.com; S. 7, 19, 31, 51, 52: © PurpleBird/Shutterstock.com; S. 8/9: © Tarasova Mariya/Shutterstock.com; S. 10, 11: © stock.adobe.com/Alewiena; S. 12/13: © Val_Iva/Shutterstock.com; S. 16/17: © Cincinart/Shutterstock.com; S. 20/21: © AlexGreenArt/Shutterstock.com; S. 22, 24/25: © Supergrey/Shutterstock.com; S. 23, 38: © Alewiena_design/Shutterstock.com; S. 28/29: © plalek/Shutterstock.com; S. 32/33: © stock.adobe.com/keiko Takamatsu; S. 34, 39, 42, 47: © pansuang/Shutterstock.com; S. 35: © Elena Medvedeva/Shutterstock.com; S. 36/37, 40/41: © helgafo/Shutterstock.com; S. 43: © Sintcova Svetlana/Shutterstock.com; S. 44/45: © miko2/Shutterstock.com; S. 46, 57, 60, 64: © ZUBKOVA IULIIA/Shutterstock.com; S. 48/49: © ghenadie/Shutterstock.com; S. 53: © stock.adobe.com/nurofina; S. 54/55: © Painterstock/Shutterstock.com; S. 56: © Angie Makes/Shutterstock.com; S. 58/59: © Ekaterina Mikheeva/Shutterstock.com; S. 61: © volcebyyou/Shutterstock.com; S. 62/63: © Jolliolly/Shutterstock.com.